動画でわかる
摂食・嚥下
リハビリテーション

監修 藤島一郎　聖隷三方原病院 リハビリテーションセンター長
　　　　柴本　勇　聖隷浜松病院 リハビリテーション部 言語聴覚士

中山書店

■**監修・執筆者**
　藤島　一郎　　　　　浜松市リハビリテーション病院 院長
　柴本　勇　　　　　　国際医療福祉大学保健医療学部言語聴覚学科 准教授

■**執筆者**
　片桐　伯真　　　　　聖隷三方原病院　　　医師
　藤森　まり子　　　　聖隷三方原病院　　　看護師（摂食・嚥下障害看護認定看護師）
　金本　容江　　　　　元聖隷浜松病院　　　言語聴覚士
　前田　広士　　　　　聖隷三方原病院　　　言語聴覚士
　北條　京子　　　　　浜松市リハビリテーション病院　　　言語聴覚士
　中村　典子　　　　　聖隷浜松病院　　　　看護師
　大野　友久　　　　　聖隷三方原病院　　　歯科医師
　澤口　潔美　　　　　元聖隷浜松病院　　　管理栄養士
　坂本　良奈　　　　　元聖隷浜松病院　　　栄養士

(執筆順)

序　文

　私たちはふだん何気なく食べたり飲んだりしていますが，「食べること」は私たちがもっとも関心をもっていることの1つです．毎食の献立やパーティーでのメニュー，おいしい食べ物に関するテレビ番組などについて1人ひとりが気に留めています．「食べる」ことができなくなったら人はどうなるでしょう．皆さんまず混乱されることでしょう．「正月にもちがのどにひっかかった，という記事を新聞で読んでいたが，自分が食べられなくなるとは夢にも思わなかった」とか，「食べている夢を毎日見る」という話を摂食・嚥下障害の患者さんから聞きます．中には，こんな状態では生きている意味がないと過激な発言をする方もいらっしゃいます．

　近年，摂食・嚥下障害への関心が高まり，多くの研究や臨床が積み重ねられ，対応や訓練方法の多くが確立されてきました．いくつかの病院では，摂食・嚥下障害の患者さんに対して機能評価を行い，飲み込みやすい食事を提供したり，飲み込みやすい姿勢や1口量を考えたりする取り組みが行われ始めています．また，摂食・嚥下障害の方が「食べたい」とおっしゃれば，「何かよい方法がないだろうか」とスタッフがチームを組んで可能性を探ることも行われ始めています．しかし，まだまだ多くの病院や施設，在宅などでは，適切な対処がなされずに苦しんでいる方も多いと思います．実際にお世話をするご家族や看護・介護スタッフの皆さんのご苦労はさぞ大変でしょう．

　本書は，主にはナースを対象に書かれた本です．ここで取り上げた各種嚥下訓練法の名はずいぶん知られるようになりました．しかし，実際の方法はどうでしょうか．曖昧なことも多くあるのではないでしょうか．ともすればいいかげんになりがちな1つ1つの嚥下訓練法をもう1度ステップごとに確認し，ポイントや行ってはいけないことを明確にしようというのが本書の趣旨です．したがって本書では写真を多く使用し，見ながら理解していただくことに重点を置くとともに，実際の訓練場面での様子をDVDで見ていただくようにしました．また，基本的な知識や実際の症例も豊富に載せるようにしました．DVDにつきましては，時間的な制約や価格面のことを考慮して監修者自ら企画，出演，ナレーションを行いました．お見苦しい点も多々あると思いますが，これが監修者らの臨床風景と寛容な目で見ていただければ幸いです．

　監修者とともに執筆いただいた先生方はすべて臨床の最前線で摂食・嚥下障害の患者さんと向き合っている方ばかりです．それぞれの章で基本的な対応に加えてコツやポイントになる裏わざまで豊富に載せさせていただきました．ご意見やお気づきの点などがあればご指摘いただければ幸いです．

　最後になりましたが，本書が完成するまでサポートしてくださいました，中山書店の編集部の皆さんに感謝申し上げます．

2004年9月

藤島一郎，柴本　勇

CONTENTS

序文 iii

第1章 摂食・嚥下のメカニズム

1 摂食・嚥下にかかわる器官の解剖・生理とその障害 DVD▶❶〜❹ .... 藤島一郎　2
2 嚥下障害の原因 .... 藤島一郎　10

第2章 摂食・嚥下障害の観察と評価

1 まず，なにを行うか .... 片桐伯真　12
2 摂食時の観察 DVD▶❺ .... 柴本　勇　22
3 スクリーニングテスト DVD▶❻〜❽ .... 藤島一郎　26
4 嚥下造影と嚥下内視鏡検査 DVD▶❾〜⓫ .... 藤島一郎　34

第3章 ナースが行う摂食・嚥下訓練の実際

1 間接訓練 DVD▶⓬〜⓳ .... 柴本　勇　38
　（のどのアイスマッサージ／嚥下体操／pushing ex.〈押し運動〉／head raising ex.〈頭部挙上訓練〉／息こらえ嚥下の基礎訓練／嚥下反射促通手技／メンデルゾーン手技／皮膚のアイスマッサージ／ブローイング訓練）
2 直接訓練 DVD▶⓴〜㉘ .... 柴本　勇　48
　（横向き嚥下／交互嚥下／複数回嚥下／一側嚥下／嚥下の意識化／息こらえ嚥下／K-point刺激法／摂食時の姿勢／スライス法／1口量／食事介助）
3 補助栄養 .... 藤森まり子　59
4 吸引 DVD▶㉙ .... 片桐伯真　64
5 毎日の摂食 .... 柴本　勇　69
6 ナースが行うリスク管理 DVD▶㉚ .... 藤島一郎　72
7 チームアプローチ .... 藤島一郎　74
8 リハビリテーションの限界と手術 .... 藤島一郎　80

第4章　アプローチの実際

1 段階的摂食訓練によって経口摂取可能となった例 .... 柴本　勇, 金本容江　84
2 経管栄養と経口摂取を併用して在宅生活をしている例 .... 藤森まり子　87
3 重度嚥下障害へアプローチした例（重度仮性球麻痺）　DVD▶㉛〜㉞ .... 前田広士　90
4 最終的に手術し経口摂取が確立した例（球麻痺） .... 北條京子　95
5 多数の専門職がかかわって経口摂取が確立した例（チームアプローチ）...... 中村典子　99

第5章　口腔ケア

1 口腔内および口腔周囲の観察ポイント .... 大野友久　104
2 基本的な口腔ケア　DVD▶㉟ .... 大野友久　110
3 開口保持困難な場合の口腔ケア .... 大野友久　113
4 口腔乾燥に対する口腔ケア .... 大野友久　115

付録

1 学会・研究会・勉強会 .... 藤島一郎, 柴本　勇　118
2 教科書・DVD .... 藤島一郎, 柴本　勇　120
3 嚥下食（嚥下障害食）・増粘剤 .... 柴本　勇　122
4 あらかじめ用意しておくとよい物品 .... 藤森まり子　125
5 経腸栄養剤の特徴とその選択方法 .... 澤口潔美, 坂本良奈　129
6 必要摂取栄養量（エネルギー・蛋白量）の計算方法 .... 澤口潔美, 坂本良奈　131

索引 133

※ DVD▶● の付いている項目は付録のDVDにて動画を見ることができます．

第 1 章

摂食・嚥下の
メカニズム

1 摂食・嚥下にかかわる器官の解剖・生理とその障害

　摂食・嚥下には口腔，咽頭，食道，一部鼻腔の器官が関与する．特に口腔と咽頭，鼻腔は呼吸と発声にも共通に関与する点に注目していただきたい．摂食・嚥下にかかわる器官の解剖を図1に示す．

　摂食・嚥下はスムーズな一連の流れであるが，❶食べ物の認知（認知期），❷口への取り込み，❸咀嚼と食塊形成（準備期），❹咽頭への送り込み（口腔期），❺咽頭通過（嚥下反射，咽頭期），❻食道通過（食道期，蠕動期）のように段階に分

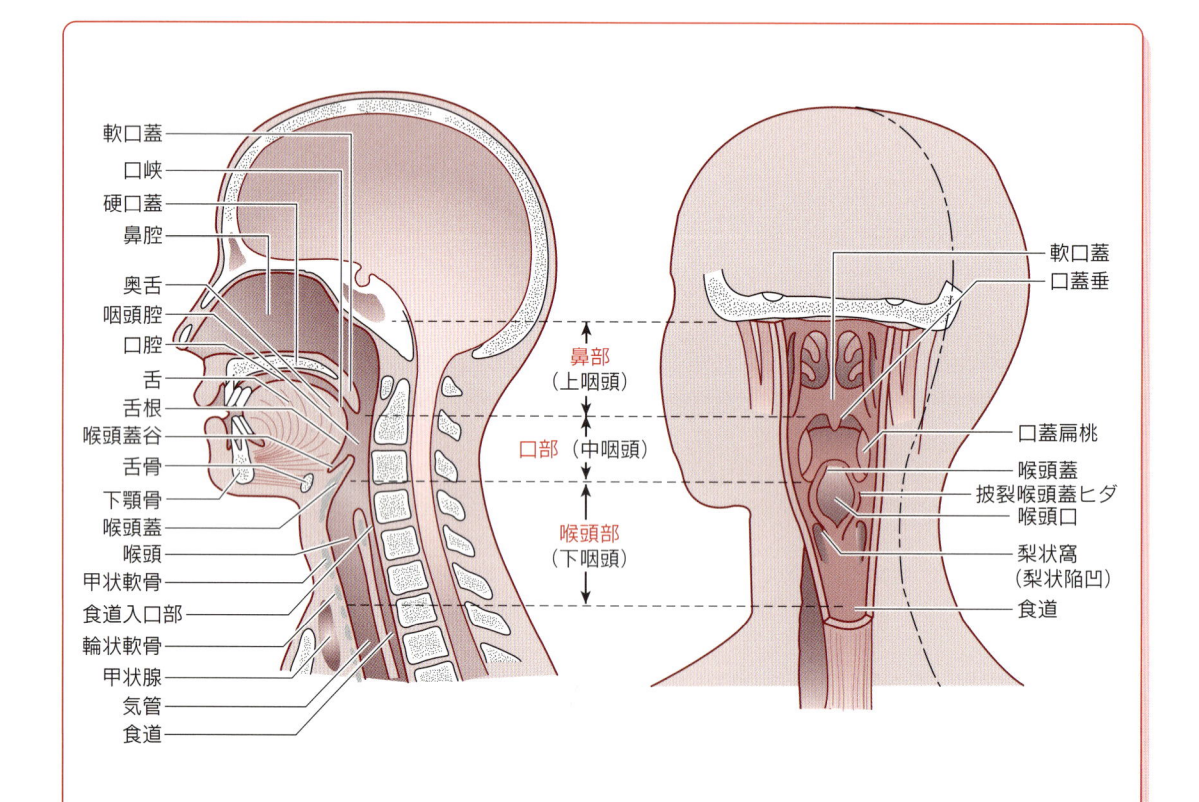

咽頭は前方が口腔，上方が鼻腔，後下方が食道へ通じる部からなる腔で，喉頭の後上方に位置する．
口腔内で舌の後半部を奥舌とよぶことにする．舌根は舌の咽頭部分を指す．
　鼻　部（上咽頭）：後鼻孔上端から口蓋垂基部まで．側壁に耳管咽頭孔が開く．
　口　部（中咽頭）：口峡から舌根部．
　喉頭部（下咽頭）：舌根部から輪状軟骨下端まで．

図1　口腔，咽頭，食道の解剖

1 摂食・嚥下にかかわる器官の解剖・生理とその障害

❶食べ物の認知（認知期）
❷口への取り込み
❸咀嚼と食塊形成（準備期）
❹咽頭への送り込み（口腔期）
❺咽頭通過（嚥下反射，咽頭期）
❻食道通過（食道期，蠕動期）

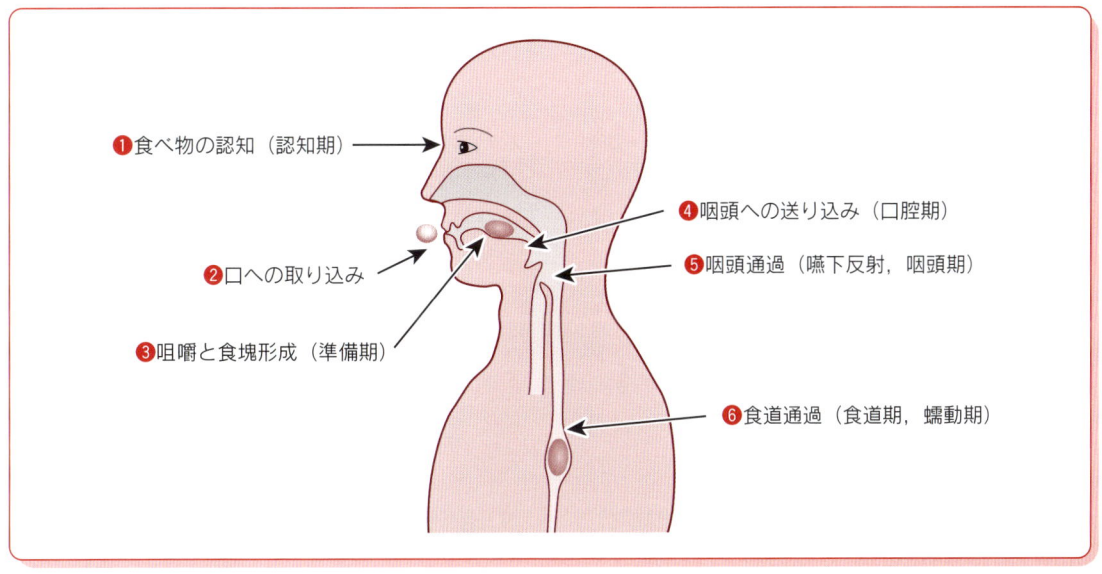

図2　摂食・嚥下の流れ[1]

けて考えると理解しやすい（図2）[1].

❶ 食べ物の認知（認知期）

食べ物の認知には大脳機能が関与する．視覚（見る），嗅覚（においをかぐ），触覚（触る），味覚（味わう），聴覚（聞く）といったいわゆる五感のすべてがかかわっている．好きなものやおいしいものは上手に食べられるという話をよく耳にし，経験するが，これは食べ物の認知がいかに嚥下機能に影響を与えているかの証左でもあるだろう．

認知障害による摂食・嚥下

人間が食べるためには当然のことながら目覚めていなければならない．つまり覚醒している（意識状態がよい）必要がある．意識状態の捉え方は難しい．一般に意識がよいとは，「目を開いて，周囲に対して気配りができている状態」である*．

人は食べ物を見た瞬間に，その味や硬さ，においなどを連想している．「はじめにこれを食べてから次にこれ……」と思い，食べ始める前に唾液が分泌されて，胃の中では胃液の分泌が盛んになり，自然に（反射的に）食べる準備が整っている．通常はこのように「食べ物」を「食べる対象」と捉えている．

しかし，意識障害*のない患者では食べ物を見てもまったく反応を示さず，さらにスプーンなどで食べ物を口に近づけても開口しない場合がある．口唇にスプーンが触れてはじめて反射的に開口するか，それでも開口しないこともある．このようなときは，食べ物に対する認知障害をまず疑ってみる．認知障害の原因と程度を評価して，対策を考えなければならない．

> **これはやってはダメ**
>
> 意識障害があるときにむりやり食べさせると，むせてしまうことがある．むせればとても苦しいので，患者は食事を苦しみの対象と考える場合もある．「食べ物は食べておいしいもの」と認識できてはじめて，食事に対する意欲がわき，食事の喜びがわかるのである．

---

*　意識障害の評価としては，Japan Coma Scale；JCS（3-3-9度方式）がよく用いられている．1桁の意識障害は，目は開いているがボーとしている状態．2桁の意識障害は刺激により目を開ける状態．3桁の意識障害は刺激でも開眼しない状態である（p.17参照）．

口への取り込み

　食べ物の口への取り込みは，次の「咀嚼と食塊形成」と一緒にされることもある．しかし，看護・介護の場面やリハビリテーションなどでは大切な観察ポイントであるため，別に取り扱うほうがよい．取り込みが悪いと，食事摂取量が不足したり脱水の原因となる．取り込みをするときの感覚が次の嚥下を引き出すこともある．

　口への取り込みは通常は口唇，歯で行われ，外から観察できる．自分が食べるところを鏡で見たり，患者の様子を十分観察してほしい．ここでの主役は唇と前歯である．口に取り込むといっても食物の形態や，食器の違いによって方法がずいぶん異なる．

口への取り込み障害

　口唇を閉鎖できないと，せっかく取り込んだ水分がすぐに口からこぼれ出てしまう．ストローの場合は，管と口唇との間に隙間をつくってはならないし，かつ陰圧に耐えなければならない．

　口唇の閉鎖機能に異常があると，食べた物をぼろぼろこぼしたり，よだれが流れ出る．さらに閉鎖機能が悪いと，頭部を後ろに倒して重力で口の中に落とし込まなければ取り込めない状態になる．

食物の形態による口への取り込み法

【水や汁物などの液体の場合】

　飲み方としては，①スプーン，②コップや椀に直接口をつけて，③ストロー，④すい飲み，などいろいろあるが，口唇を開いた後に閉鎖するという共通点がある．口への取り込み障害では液体は最も扱いにくいものである．

【ゼリー，ペースト状の物（アイスクリーム，プリン，お粥）の場合】

　普通スプーンを使用し，食べ物を口の中に入れて唇を閉じ，上の唇を緊張させてスプーンを抜き取るときにそぎ取るようにする．

　唇がうまく閉じられない場合は，前歯（歯がない場合は歯肉部）や舌にこすりつけるようにして取り込まなければならない．

【固形物の場合】

　食べ物の大きさによって取り込み方が変化する．大きいものは歯で噛み切る．小さいものは口を開いて落とし込むか，ゼリーやペースト状の物と同様に，口唇を閉じてから箸，スプーンを抜き取るようにして取り込む．

　介助者に食べさせてもらうときなどは口を開けて落とし込むだけのこともある．

咀嚼と食塊形成（準備期）

DVD▶①

咀嚼

　口に取り込んだ食べ物は舌と歯を巧みに使って唾液と混ぜられ咀嚼される．このとき口唇を閉じていないと，口からぼろぼろとこぼれ出てしまう．取り込み時は唇を閉じることができても，咀嚼時にこぼれ出るのは協調運動（分離運動）ができていないことになる．

　障害のない人では口腔粘膜や，舌の表面，咀嚼筋など咀嚼に関する器官に分布する感覚神経が働いて，咀嚼中の食塊の状態を常に監視して脳に情報を送り，脳は情報を即座に分析して咀嚼筋を動かす．そのときに口唇を閉じなくても食物が口からこぼれないようにコントロールしている．

　ゼリーやペースト状の物では舌を上下左右に動かし，口蓋との間に押し付けて「押しつぶし咀嚼」が行われる．固形物では歯を利用して「すりつぶし咀嚼」が行われる．このとき，私たちは下顎を前後左右に，時には回転させるように動かしている．口の中を口唇に近い前部と，中間部そして舌根に近い後部とに分けると，咀嚼は前部から中間部で行われる．

食塊形成

　咀嚼動作を繰り返すうちに食べ物は唾液と混合されて「飲み込みやすい形＝食塊」に整えられる．咀嚼は口の中で嚥下食をつくる動作ともいえる．なお咀嚼中は嚥下反射が抑制されている．

スイカやがんもどきのように咀嚼中に水分が出る食品では，水分が先にのどに落ちてむせてしまうことがあるので注意が必要である．

咀嚼・食塊形成の障害

咀嚼運動，食塊形成がうまくできないと，口の中でばらばらに広がってしまい，うまく次の「送り込み」につながらない．また，嚥下するときには食べ物をそのまま嚥下（丸のみ）しなければならないことも多い．さらに本当の味（覚）を感じるのは咀嚼と食塊形成で唾液と食べ物が混ざったときであるが，咀嚼・食塊形成の障害があると食べ物の味もよくわからなくなる．

咽頭への送り込み（口腔期）

食塊は舌の運動によって口の中を唇側から奥舌（口腔内で舌の後半を奥舌とよぶこととする）へと移動する（図3）．つまり，口の入口から奥の方へ送られ，さらに咽頭へ送られる．送り込みがうまくできない場合は，上を向く，仰向けに寝るなど重力を利用したり，食べ物を直接奥舌へ入れる必要が生じてくる．

咀嚼が終わり，舌が先端から口蓋に押しつけられて，食塊が舌先から奥舌に移動して咽頭へ送り込まれるまでを嚥下の第Ⅰ相（口腔期）とよんでいる．

咽頭への送り込み障害

舌運動の機能が悪いと送り込み障害が起こる．食べ物を奥舌へ送り込めない患者，奥舌に食べ物を入れれば咽頭へ送り込める患者，奥舌までは送り込めるが咽頭へ送り込めない患者などの場合がある．

つるりと粘膜を滑るプリンやゼリーなどは送り込みやすいが，ぱさぱさしたものやべたべたする食べ物は送り込みにくい．

軽度でも送り込み障害のある人は，嚥下の後に口腔内を観察すると舌や口蓋（硬口蓋や軟口蓋）に食物残渣が残っている．

咽頭通過（嚥下反射，咽頭期）
DVD▶❷❸

咀嚼が終わって食塊が咽頭に送り込まれると，喉頭が挙上して嚥下反射が起こり，一瞬で食塊は咽頭を通過する（図4）．

のど仏（甲状軟骨）に手を当てていると「ゴクン」の瞬間にのど仏が急速に挙上するのがわかる．

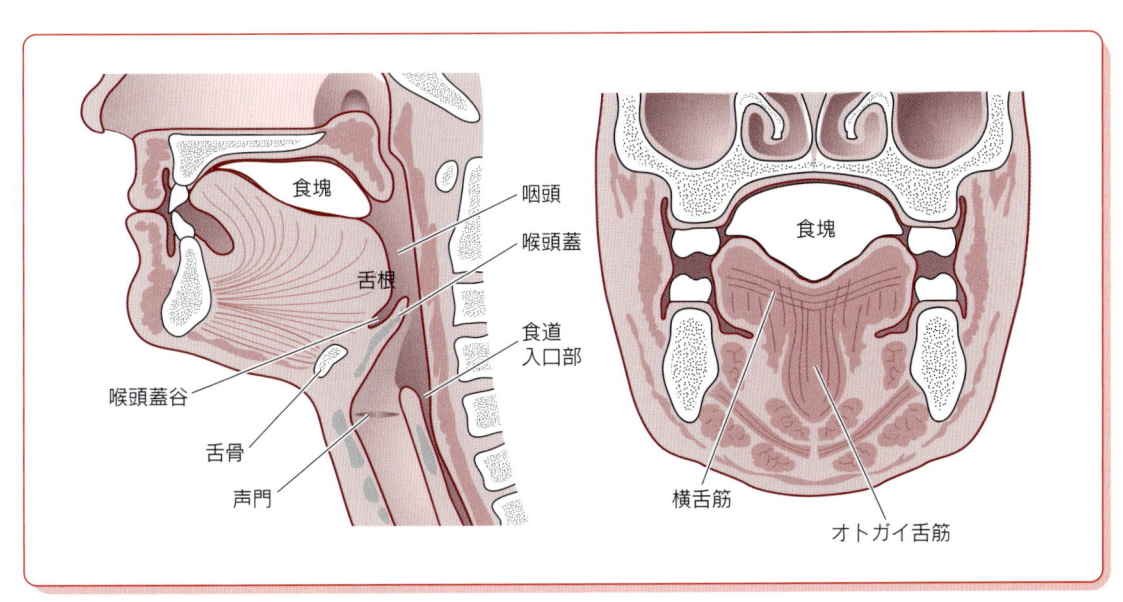

図3　食塊の咽頭への送り込み（口腔期）

咽頭通過は通常0.5秒以内でほんの一瞬のうちに終わってしまうが，生命の危機につながる誤嚥が起こる場所で，まさに嚥下のポイントともいうべき大切なところである．

食塊が咽頭に入ると，舌根が咽頭後壁にさらに押しつけられ，咽頭内圧が高まり，咽頭壁にも蠕動運動が生じて食塊を食道へ送る原動力になる．同時に食道入口部の食道括約筋（輪状咽頭筋）が弛緩して，一気に食塊が食道へ送り込まれる．

食道括約筋は迷走神経の働きで弛緩するが，喉頭が挙上することによって機械的にも弛緩するようにできている．

食塊が咽頭を通過する際には，鼻腔と気管へつながる通路を一瞬だけ閉じて，食塊が気道に入ったり（誤嚥），鼻腔に逆流したりしないようにしなければならない．この間呼吸は停止し，嚥下性の無呼吸とよばれている．

> **ここに気を付けよう**
> 咽頭の通過が悪くて何度も嚥下しなければならないときは，長く呼吸を止めていなければならないということに注意してほしい．

咽頭通過障害

誤嚥と咽頭残留，通過障害が問題となる．

仮性球麻痺では筋力低下，嚥下反射の遅延，喉頭閉鎖のタイミングのずれなどがある．球麻痺では嚥下反射が誘発されない，不完全に起こる，輪状咽頭部（食道入口部）が開かないなどがある．輪状咽頭部が特に開かない状態を，輪状咽頭嚥下障害とよんでいる．神経筋疾患，器質的障害などでも誤嚥と通過障害が起こる．食塊が鼻腔や口腔へ逆流することもある．

鼻腔への通路は，軟口蓋が後上方へ動いて咽頭後壁にくっついて閉鎖されるが，うまく閉鎖できないか，閉鎖不十分であると，高まった咽頭内圧が鼻腔へ食べ物（特に水分）を押し出してしまい，食道に送り込めない．

前庭と声門が閉じる際には，少しだけ空気が咽頭へ押し出されて，入りかかった食べ物を押し戻すことができる．閉鎖のタイミングがずれたり，閉鎖が不十分の場合は，食べ物が気管に入り誤嚥へとつながる．

食道括約筋が緊張したままでは食塊を食道へ送り込めない．神経調節が不全のときはもちろんだが，長期間食べないと，使われない食道括約筋が

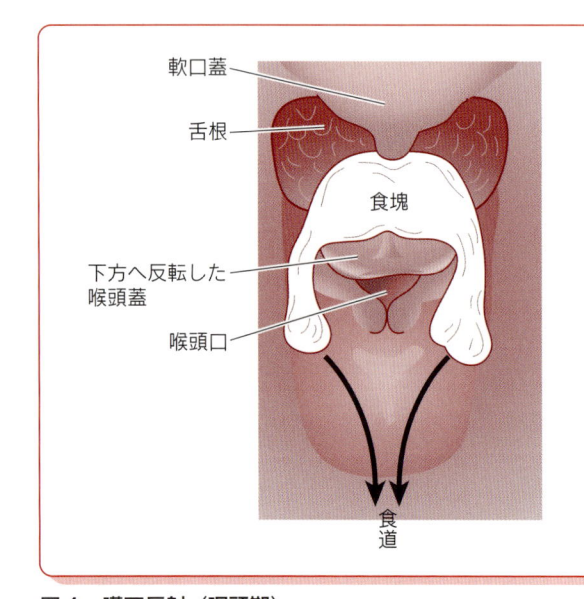

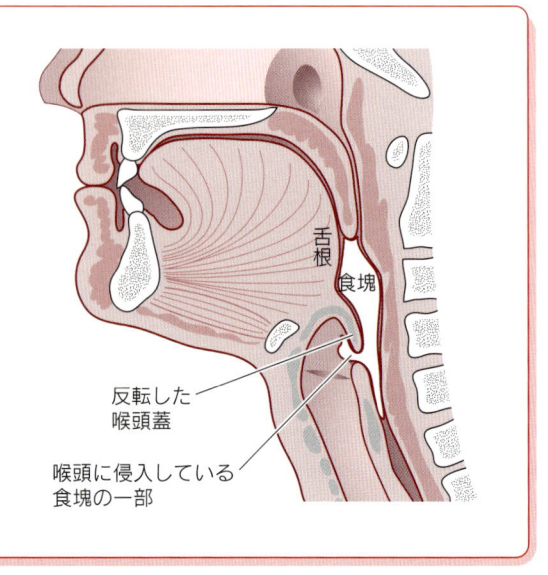

図4　嚥下反射（咽頭期）

廃用性となり，開きにくくなる．咽頭腔は鼻腔と気管にもつながっている．

【嚥下反射のまとめ】
❶ 軟口蓋が後方へ動き鼻咽腔を閉鎖する（鼻腔への逆流を防止）．
❷ 舌骨が前上方に動く．
❸ 舌骨が引かれてのど仏（甲状軟骨）と輪状軟骨（輪状咽頭筋が付いている）も前上方へ動く．
❹ 同時に輪状咽頭筋が弛緩するため，食道入口部が開く．
❺ 舌根部が後下方へ動き，咽頭後壁に押し付けられることにより，食塊を咽頭から食道へ押し出す力が生じる．
❻ 喉頭蓋が反転して気管への通路が喉頭（気道）を閉鎖する．

ここがポイント

❹の食道入口部は，上食道括約筋（輪状咽頭筋）によって嚥下の瞬間以外は閉鎖している．輪状咽頭部（cricopharyngeal portion），咽頭食道接合部（pharyngo-esophageal segment：PES），上食道口などともよばれる．食道に入った食塊が咽頭に逆流することを防止する役目もある．
❻は誤嚥防止に重要であるが，声門や声門前庭も同時に閉鎖して誤嚥防止に参加している．喉頭蓋は自分が積極的に動くだけでなく，喉頭が挙上することによってなかば受動的にも気管を閉鎖する．
気管に食べ物が入る（誤嚥）ことは生命にとってたいへん危険なため，喉頭はしっかり閉じる必要がある．このため喉頭蓋だけでなく，喉頭前庭と声門も同時に閉じるという三重の閉鎖システムが働いている．

食道通過（食道期，蠕動期）

食道入口部（食道の第1狭窄部とよばれる）を通過して食塊が食道に送り込まれると，食道括約筋は逆流しないようにぴったりと閉鎖する．続いて蠕動運動が起こり胃へ運ばれる．食塊の移送には重力と腹腔内圧も関与している．

坐位，立位では臥位よりも食道通過は良好である．腹圧があまりに高いときは食道通過が不良となる．

食道は途中で大動脈，気管支と交差するために生理的狭窄部（第2狭窄部）が存在する．健常者でも大きな食塊を飲み込んだときなどは胸につかえるということが起こるが，これは生理的狭窄部が存在するためである．

食道下部には下食道括約筋（第3狭窄部，固有の組織は存在しない）があり，胃食道逆流を防止している．

食道通過障害

脳血管障害，神経筋疾患，食道疾患，加齢などで食道の蠕動障害が起こり，胃食道逆流，食道内逆流，食道残留がみられる．しばしば見過ごされているが誤嚥につながる大切な病態である．食事をしてすぐ横になると逆流が顕著となる点も見逃すことができない．

脳卒中では脳幹部の病巣で食道の蠕動運動が障害されることがある．

下食道括約筋の閉鎖が不完全であると胃食道逆

Column

【嚥下と呼吸の関係】

嚥下（swallow：S）の前後の呼吸が吸気（inspiratory：I）か呼気（expiratory：E）かは重要です．通常ではE-S-Eのパターンが多く，I-S-E（お茶をすすり飲むときなど）もみられます．嚥下の後は呼気（E）が安全で，E-S-IやI-S-Iのパターンは誤嚥につながりやすいといえます．このことをよく理解して，「嚥下時にはしっかり息を止め，飲み込んだら息を吐きましょう」と指導するとよいでしょう．

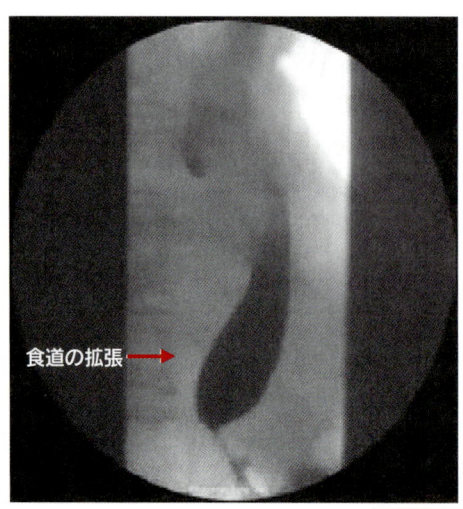

写真1　アカラジア
（下食道括約筋が開かず，通過障害が起きている）

食道の拡張 →

流が起こり，逆流性食道炎の原因となる．さらに上食道括約筋の閉鎖が不完全であると胃酸，消化液，細菌を含んだ食べ物が咽頭に逆流して誤嚥し，肺炎の原因になる．これは高齢者で肺炎を繰り返す場合の機序として重要なものと考えられている．食後2時間くらいは起坐位をとることでこの逆流をかなり予防できる．

また，下食道括約筋が病的に開かない状態はアカラジアとよばれ，消化器科では有名な病態である（**写真1**）．

食道の蛇行，食道裂孔ヘルニア，腫瘍などによる器質的狭窄もよくみられる病態である．

さらに，抗コリン薬などの薬剤は食道の運動低下を起こす．刺激の強い薬剤が局所に停滞して潰瘍を起こすこともと知られている．

嚥下に関与する神経

嚥下に関与する神経の働きについて，食べ物の流れに沿って概略を述べる．

❶ 摂食時は脳幹部から視床の働きによって目覚めていなければならない．

❷ 視床下部の働きで食欲を感じる．

❸ 大脳皮質の働きで食べ物を認知して，手を使って口に運ぶ．

❹ 三叉神経と顔面神経が働いて食べ物を口の中に取り込む．

❺ 舌下神経が働いて咀嚼する．

咀嚼時に唾液が分泌されるのは顔面・舌咽神経の副交感神経枝の働きである．味は顔面神経と舌咽神経，食物の温度や硬さ，舌ざわりは三叉・舌咽・迷走神経によって脳に伝えられる．脳はこれらの情報を分析して，食塊の形成や奥舌への送り込みなど一連の嚥下運動を制御している．

❻ 咽頭通過は嚥下反射（舌咽・迷走神経）によって行われる．

嚥下反射の中枢は延髄にある．食道に入った食べ物は，迷走神経の働きと食道の自動能によって起こる蠕動で胃に運ばれる．

食べ物を見たり口に含んだときから，胃では迷走神経を介する反射によって胃液の分泌や蠕動運動が盛んになり，迎え入れた食物を効率よく消化する．

嚥下に関係する脳神経は，嗅神経（Ⅰ），視神経（Ⅱ），内耳神経（Ⅷ），三叉神経（Ⅴ），顔面神経（Ⅶ），舌咽神経（Ⅸ），迷走神経（Ⅹ），舌下神経（Ⅻ）である（**図5**）．

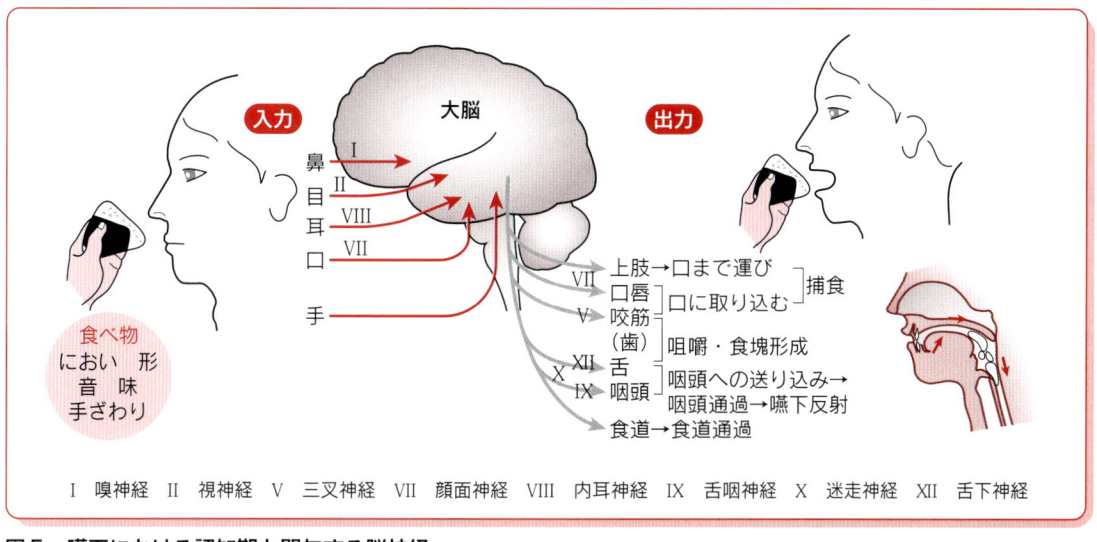

1 摂食・嚥下にかかわる器官の解剖・生理とその障害

図5 嚥下における認知期と関与する脳神経

Ⅰ 嗅神経　Ⅱ 視神経　Ⅴ 三叉神経　Ⅶ 顔面神経　Ⅷ 内耳神経　Ⅸ 舌咽神経　Ⅹ 迷走神経　Ⅻ 舌下神経

■ 文献
1）藤島一郎：口から食べる　嚥下障害Q&A．第3版，中央法規出版，2002．p.20-37．
2）藤島一郎：脳卒中の摂食・嚥下障害．第2版，医歯薬出版，1998．

Column

【餅や団子は小さければのどに詰まらない？】

　毎年冬になると餅での痛ましい事故が新聞に載ります．餅や団子は小さければ詰まらないのではと思っている方も少なくないのではないでしょうか．実際ある施設では団子を1口で飲み込めるサイズに小さくしてお出ししたところ，のどに詰まってしまったという事例があったようです．発見が早かったので重大な事故にはつながりませんでした．嚥下障害の方の多くは食物が咽頭（のど）に残ります．餅は，口に入れた量が小さくても咽頭で残留しくっつき，徐々に大きくなるために窒息の危険が非常に高くなります．団子は小さくすると飲みやすくなるものの，その反面お年寄りなどは噛まずに飲み込んでしまう方が多くなります．嚥下障害の方はのどに残ることを意識して，のどに詰まりやすい食品を食べるときは最大限の注意が必要でしょう．

2 嚥下障害の原因

嚥下障害は，さまざまな疾患に伴って生じる症候群である．医療行為に伴う医原性の嚥下障害や心理的原因による嚥下障害も臨床上大切である．

障害のタイプとしては，嚥下運動をつかさどる神経系（および筋肉の働き）に異常が生じた場合と，局所の嚥下組織に異常が生じた場合に分けて考えるとよい．表1に主な原因疾患を示した．

最も多い原因は脳血管障害（脳卒中）である．高齢者では麻痺などの明らかな症状がなくても脳には病変が認められることが多く，無症候性の脳血管障害とよばれる．このようなときに，ほかの病気（外傷や内臓疾患，手術など）で全身状態が悪化すると，嚥下障害が顕在化してくることが多い．そのため高齢者では常に嚥下障害に注意する必要がある．

> **ここがポイント**
> - 嚥下運動の動きの障害：機能的障害，動的障害
> - 嚥下運動に関与する組織の障害：器質的障害，構造的障害，静的障害

表1　嚥下障害の原因疾患

A．器質的障害を起こすもの	
口腔・咽頭	食道
舌炎，アフター，歯槽膿漏 扁桃炎，扁桃周囲膿瘍 咽頭炎，喉頭炎，咽後膿瘍 口腔・咽頭腫瘍（良性，悪性） 口腔咽頭部の異物，術後 外からの圧迫（頸椎症，腫瘍など） その他	食道炎，潰瘍 ウエッブ（web，膜），憩室（Zenker） 狭窄，異物 腫瘍（良性，悪性） 食道裂孔ヘルニア 外からの圧迫（頸椎症，腫瘍など） その他

B．機能的障害を起こすもの	
口腔・咽頭	食道
脳血管障害，脳腫瘍，頭部外傷 脳膿瘍，脳炎，多発性硬化症 パーキンソン病，筋萎縮性側索硬化症 末梢神経炎（ギランバレー症候群など） 重症筋無力症，筋ジストロフィ 筋炎（各種），代謝性疾患（糖尿病など） 薬剤の副作用，その他	脳幹部病変 アカラジア 筋炎 強皮症，SLE 薬剤の副作用 その他

C．心理的原因となり嚥下障害を起こすもの
神経性食欲不振症，痴呆，拒食，心身症，うつ病，うつ状態 その他

第2章

摂食・嚥下障害の観察と評価

1 まず，なにを行うか

評価・訓練を行ううえでの心得

致命的な合併症を回避する
- リスク管理
- モニタリング

常に障害像の変化を捉える

病状が変化する時期は，その変化に応じて摂食・嚥下機能も変化する．変化は日ごと，時間ごと，空間（環境）の違いなどによりみられる．したがって，検査時と日常場面とで評価結果の異なることも少なくない．検査結果と日常場面で起こりうる評価の乖離を**表1**に示す．

〔日による変化〕
- 再発
- 合併症（発熱，電解質異常，脱水）
- 心理的要因　　など

表1　検査結果と日常場面との乖離

A　摂食・嚥下能力が検査所見よりよい場合	
摂食・嚥下機能自体の変化	● 検査時に比べ意識レベル，活動性，指示入力，各種反応がよくなっている ● 急性期での症状の変化（脳浮腫の軽減，脱水の改善など）
環境因子による変化	● 生活時間の違いによる変化（検査時間と食事時間の違いによる） ● 検査時に内視鏡挿入や別室での造影検査などによる緊張があった ● 内視鏡挿入や造影剤入り食品などの違和感があった ● 検査時に自分のペースでの摂食・嚥下が困難であった

B　摂食・嚥下能力が検査時より悪い場合	
摂食・嚥下機能自体の変化	● 検査時に比べ意識レベル，活動性，指示入力，各種反応が悪くなっている ● 急性期での症状の変化（再発，浮腫の増悪，発熱による脱水など） ● 廃用性変化 ● 前日の睡眠時間の変化による覚醒度の変化
環境因子による変化	● 摂食条件が守られていない（介助者の違いによる影響を含む） ● 準備運動やアイスマッサージなどの省略 ● 体位の条件（リクライニング角度や一側嚥下の条件など）の違い ● 1口量や食物形態の変化 ● 各種リハビリテーションテクニックを不適切に実施　　など

〔時間による変化〕
- 覚醒レベル
- 睡眠不足
- 嚥下に影響を与える可能性のある内服薬の効果持続時間（表2）
- リハビリテーション訓練直後の耐久性低下　など

〔空間（環境）による変化〕
- 訓練室での評価
- 検査室での評価
- 病室での訓練
- 家での生活　など

摂食条件を一律化する

摂食・嚥下能力の変化は，症状の変化と同時に摂食条件にも一因がある．摂食条件の違いによる嚥下能力の変化をなくすために，摂食姿勢，1口量，摂食方法はいつも一定にすることが望ましい．

病期に応じた対応をする

病期に応じて対応の考え方を変える．

【急性期】
- 常に改善に向かうとは限らない（症状が変化する可能性がある）．
    例）アテローム血栓性脳梗塞，脳出血の再出血，出血性梗塞，脳浮腫，水頭症など．
- 低栄養や脱水などの予防が重要．
- 消化管の廃用の予防（腸内細菌叢の管理などを含む）が重要．

【亜急性期】
- 可能性の発掘

表2　摂食・嚥下機能に影響を与える薬剤

摂食・嚥下に悪影響を与えるもの	
トランキライザー（メジャー・マイナー）抗精神病薬，抗うつ薬，抗不安薬など	咳－嚥下反射の低下，錐体外路系の副作用，精神活動低下，口腔内乾燥
制吐薬，消化性潰瘍薬	錐体外路系の副作用
抗パーキンソン薬	口唇ジスキネジア，口腔内乾燥
抗コリン薬	唾液分泌障害，下部食道内圧の低下
ステロイド	ミオパチー
筋弛緩薬	筋の過度の弛緩，精神活動の低下
抗癌剤	口腔内乾燥，味覚障害，食欲低下，嘔気・嘔吐，易感染性
抗てんかん薬	精神活動の低下
抗ヒスタミン薬	精神活動の低下，口腔内乾燥
解熱鎮痛薬	精神活動の低下
利尿薬	口腔内乾燥
交感神経抑制薬	口腔内乾燥
抗不整脈薬	口腔内乾燥
局所麻酔薬	咳反射の低下，感覚低下

摂食・嚥下に好影響を与えるもの
パーキンソン病に対するDOPA薬
重症筋無力症に対する抗コリンエステラーゼ薬
頸部の強い痙性に対する筋弛緩薬
咳－嚥下反射を誘発する薬剤　カプサイシン，ACE阻害薬，L-dopa，アマンタジン

- 各種の訓練テクニックの適否

【慢性期】
- 維持訓練のみではなく食事としてのQOLを高めることも大切.
- 廃用性変化に留意が必要.

【終末期】
- 症状は進行（悪化）方向にあることを理解のうえで実施.
- 嚥下障害グレード（表3）[1]の把握とそれに適した栄養管理を検討.

経口摂取を強く希望する重度の摂食・嚥下障害者への対応時の注意点

- インフォームドコンセントが特に重要となる.
- 直接訓練を行っていると，訓練時以外でも経口摂取が安全で可能であると誤解する家族も少なくない.
- 摂食レベルが楽しみ程度の場合は，水分栄養管理は必須.

病歴調査を行う

病歴に関する情報収集をしっかり行うことが，

表3　摂食・嚥下能力の評価

	摂食・嚥下能力	
Ⅰ：重症（経口不可）	1	嚥下訓練適応なし
	2	基礎的訓練のみ可能
	3	基礎的・摂食訓練が可能
Ⅱ：中等症（経口と補助栄養）	4	楽しみレベル，栄養は別
	5	一部経口から栄養摂取可
	6	3食経口摂取可，要補助栄養
Ⅲ：軽症（経口で栄養可）	7	嚥下食で3食経口摂取可
	8	特別に嚥下しにくい食品除外
	9	普通食可だが要臨床的観察
Ⅳ：正常	10	正常の摂食・嚥下能力

藤島のグレード[1]

その後の診断や治療を判断したり，訓練プログラムを立案するうえで役立つ.

摂食・嚥下障害を疑う訴えの確認（主訴・表4）

代表的な主訴は以下のものである.
❶ むせ（むせは嚥下障害を疑う重要な訴えである）

Column

【摂食・嚥下リハビリテーションにおけるインシデント，アクシデント】

●インシデント
① 評価不足
　障害像が変化しやすい時期では，適宜（場合によっては毎食前）評価し，至適摂食条件を設定しないことが誤嚥や窒息などの原因につながる.
② 摂食条件が守られていない
　体幹の角度，1口量，交互嚥下，横向き嚥下，食後の坐位保持などの条件を守らないことは誤嚥や残留につながる.
③ リスク管理やモニタリングが守られていない
　口腔内の食塊の残留や嚥下反射の確認を守らなかった場合や，モニタリングが必要であるにもかかわらず実施しなかった場合などが誤嚥の原因や見逃しにつながる.

●アクシデント
① 適切な摂食・嚥下リハビリテーションを実施せずに誤嚥・窒息事故や呼吸器合併症などを起こしたとき
② 摂食・嚥下障害のある人に直接食べ物を食べさせて誤嚥性肺炎や窒息事故を起こしたとき

❷ 体重減少
❸ 食事摂取量の減少
❹ 窒息

表4 主訴一覧

むせる
咳が出る
嚥下困難感や咽頭違和感，残留感
声がかすれる
食欲低下（＝食事摂取量の減少）
体重減少
食事内容や時間（長くなる），食べ方の変化
食事中の疲労
窒息

> **ここに気を付けよう**
>
> 窒息しやすい（≒食べにくい）食品類に注意が必要である（**表5**）．頻度の高い餅による窒息は，咽頭異物の63％，気道異物の45％を占める．

特に注意が必要な既往疾患（表6）

【脳血管障害】
- 仮性球麻痺を合併している場合は認知機能面の注意も必要である．
- 無症候性の脳血管疾患でも摂食・嚥下障害のリスクとなりうる．

【高齢者の繰り返す肺炎】
- 肺炎の原因として嚥下障害に伴う誤嚥性肺炎を考慮する．
- 肺炎は死亡原因の第4位だが，その90％以上は65歳以上の高齢者である．
- 高齢者の肺炎の増悪因子は基礎疾患（糖尿病，心不全など）と誤嚥である．

【胃食道逆流】
- 誤嚥性肺炎のみならず，気管支喘息や慢性咳嗽などと関連がある．
- 咽頭部違和感や炎症の合併もあり，嚥下機能に影響することもある．

表5 食べにくい食品類

食べにくい食品の特徴
① 硬いもの（咀嚼しにくく，口腔や咽頭通過時に変形しにくい）
② ぱさぱさしているもの（ばらつきが生じ，残留しやすい）
③ 咀嚼しにくいもの（食塊が大きいと窒息の危険性がある）
④ 粘膜にくっつきやすいもの（送り込みや嚥下時に咽頭に付着して送れない）
⑤ 密度が不均一，異なる性状のものが混在しているもの（残留しやすい）
⑥ つるっと滑りやすいもの（反射の遅延で誤嚥を起こす危険性がある）

食べにくい食品の具体的な例
ナッツ類，揚げ物（てんぷら，フライ），とうもろこし，生野菜，こんにゃく，のり，わかめ，さらさらした汁やお茶，餅，こんにゃくゼリー　など

表6 注意が必要な疾患一覧

	形 態 異 常	機 能 異 常
先天性疾患	唇顎口蓋裂など	脳性麻痺など
後天性疾患	歯列咬合不正	脳血管疾患，脳損傷
	口腔咽頭食道疾患	神経筋疾患
	（悪性腫瘍術後など）	老人性機能減退，薬剤性など

8 現病歴・現況を詳しく把握する

　現病歴・現況を詳しく把握することは，適切な摂食・嚥下リハビリテーションの遂行やリスク管理のうえで大切である．情報収集の視点および注意点をおさえ，必要な情報を逃さず集めることが大切となる．

■「むせ」についての情報収集

【いつむせるか】
- 食事に関係なくむせる（唾液の誤嚥など）
- 食事開始に伴いむせる（食べ物の誤嚥）
- 食後にむせる（食べ物の咽頭残留など）
- 夜間むせこむ（胃食道逆流など）

【何でむせるか】
- 唾液でむせる
- 水分でむせる
- ぱさつきのあるものでむせる

■ 体重についての情報収集

- 現在の体重がいくらか？
  BMI (body mass index) ＝体重 (kg) ／身長 (m)^2
  18.5未満は低体重
- 体重の変化があるか？　体重の減少はどのくらいの割合で起こっているか？
  ・1週間で2％以上の減少
  ・1カ月で5％以上の減少
  ・3カ月で7.5％以上の減少
  上記はいずれも重度の体重減少
- 体重減少は単に低栄養のみならず，筋力低下を伴った廃用性変化の指標としても重要である．

■ 嚥下障害についての情報収集

【先行期・認知期】
- 覚醒レベルの確認がまず重要（表7・8）．
- GCSのM5以下，JCSの2桁以上は要注意．
- 覚醒レベルが保たれていても認知，注意，遂行機能を評価する必要がある．
- 半側空間無視は食事動作に影響を与える．

表7　Glasgow Coma Scale（GCS）

開眼 (E：eye opening)	E4	自発的に開眼
	E3	言葉刺激により開眼
	E2	痛み刺激により開眼
	E1	開眼しない
言葉による応答 (V：verbal response)	V5	見当識あり
	V4	錯乱状態
	V3	不適当な言葉
	V2	理解できない声
	V1	発声がみられない
運動による最良の応答 (M：best mortor response)	M6	命令に従う
	M5	痛み刺激部位に手足をもってくる
	M4	四肢を屈曲する（逃避）
	M3	四肢を屈曲する（異常屈曲）
	M2	四肢進展
	M1	まったく動かさない

各項目の評価点の総和で表す（3点～15点）

【準備期・口腔期】
- 歯や舌などの機能が重要となる（表9）．
- 歯，舌，口蓋などの器質的，形態的な障害の有無を把握する．

【咽頭期】
- むせや咽頭残留感の有無など嚥下に関する状況を把握する．

【食道期】
- 胸やけの有無など食道残留や胃食道逆流に関する状況を把握する．

■ 薬物についての情報収集

- 摂食・嚥下障害の原因疾患や既往疾患の治療をはじめ，何らかの薬物療法を受けている人は少なくない．
- 薬剤は摂食・嚥下機能に有効に働くものと，低下させるものがある（表2）．

表8 Japan Coma Scale（JCS）

Ⅰ 刺激しないでも覚醒している状態（1桁）
0．清明
1．大体意識清明だが，今ひとつはっきりしない
2．見当識障害がある
3．自分の名前，生年月日がいえない

Ⅱ 刺激すると覚醒する状態（2桁）
10．普通の呼びかけで容易に開眼する
20．大きな声または体を揺さぶることにより開眼する
30．痛み刺激を加えつつ呼びかけを繰り返すとかろうじて開眼する

Ⅲ 刺激をしても覚醒しない状態（3桁）
100．痛み刺激に対して，はらいのけるような動作をする
200．痛み刺激で少し手足を動かしたり，顔をしかめる
300．痛み刺激に反応しない

■ 具体的な薬剤名と使用量を把握する．

その他の情報収集

【経鼻経管栄養用チューブを留置している場合】
　チューブが嚥下に悪影響を及ぼす可能性を把握する．
■ 喉頭蓋への圧迫の有無
■ チューブ近傍の食べ物の残留の有無・程度
■ 汚染の増悪
■ 鼻閉感　　など
　また，口腔内や咽頭内でとぐろを巻くなどチューブは常に正しく挿入されているとは限らないため，注意が必要である．

【気管切開をしている場合】
　カニューレの種類にもよるが，一般的には以下のことを注意する必要がある．

表9　摂食障害における歯・舌の機能

歯の機能	咀嚼→食べ物の形態が制限される
	圧感覚受容（食べ物の硬さなど）→食感が味わいにくくなる
舌の機能	食塊形成，食塊の移送→送り込みのタイミングがとりにくくなる
	味覚受容→食事が味わいにくくなる

■ 発声ができない（コミュニケーション低下に注意）．
■ においがかげない（味覚の低下にもつながる）．
■ 息こらえができない．
　→等尺性運動の制限，力が発揮できない．
　→いきみができないことでの排便障害（便秘）．
　➡食欲低下
■ 異和感がある．
■ 嚥下運動が制限される．

【酸素投与をしている場合】
　経口摂取する段階では，十分な酸素投与が得られない可能性がある．パルスオキシメータでのモニタリングが必要である．
■ 嚥下時は一時的に無呼吸となる．

【抑制をしている場合】
■ 体位を整えるときに制限がある．
■ 不快刺激が強く，集中力が低下する可能性がある．
■ なぜ抑制をしなければならないか理由を再考することも必要である．

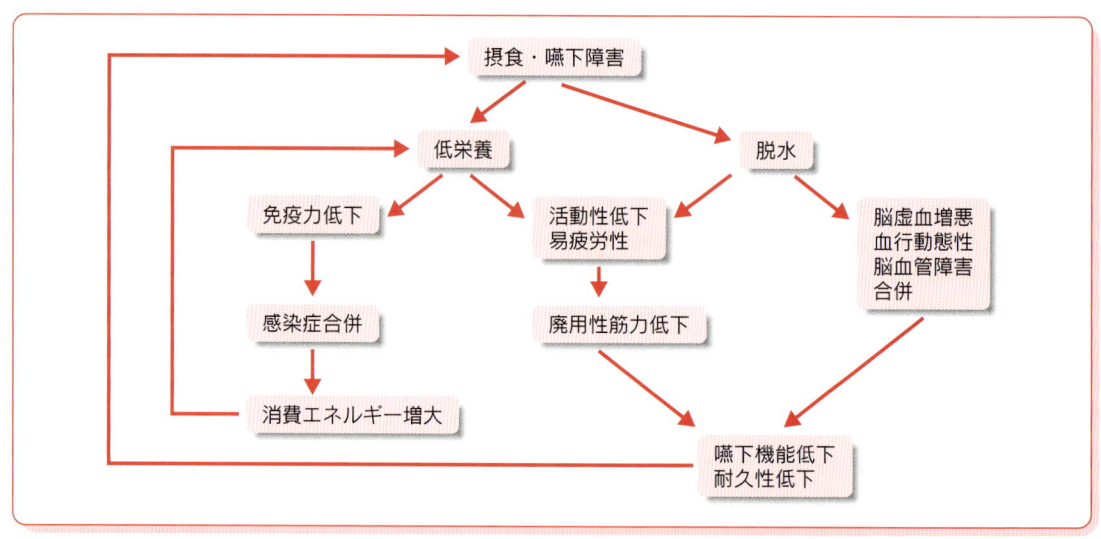

図1 障害の悪循環

> **ここに気を付けよう**
> - 摂食・嚥下障害は咽頭期のみの問題ではない.
> - 認知期や準備期,口腔期,食道期の各状態での障害の適切な評価も同時に必要である.
> - 障害の悪循環が起こっているかどうかの評価も重要となる(図1).
> - 問診表(質問紙)の利用により効率的に評価できる(p.27参照).

全身状態を観察する

全身状態を把握する

まずは,全身状態が悪いから摂食・嚥下障害となったのか(障害の原因),摂食・嚥下障害があったから全身状態が悪いのか(障害の結果)を見きわめる必要がある.

たとえば,やせや廃用症候群は摂食・嚥下能力に多大な影響を与える(表10).

■ やせ＝筋肉量の減少

 それに伴って
 - 体力の低下
 - 筋力の変化
 - 姿勢保持困難

が考えられ,これらの機能障害により日常生活動作(activities of daily living：ADL)の低下が起こりうる.

脱水状態を把握する

【脱水の徴候】
- ツルゴール(皮膚の弾力性)
- 腋窩乾燥
- 口腔粘膜乾燥　など

【重度の脱水】
- 意識混濁
- 四肢脱力
- 脈拍増加,収縮期血圧低下　など

【脱水(水分摂取量の減少)の背景】
- 加齢や疾患に伴う渇中枢の機能低下
- 経管注入量,輸液量の不足(医原的要因)

表10　廃用症候群の分類

筋骨格系	拘縮・筋力低下→姿勢(体位)保持困難 嚥下にかかわる筋などの廃用による嚥下障害
心血管系	起立性低血圧→姿勢(体位)保持困難
呼吸器系	誤嚥性肺炎
消化器系	便秘→食事摂取量減少
神経系	感覚障害,うつ状態→活動性低下

- 脱水の危険因子（表11）

浮腫を確認する

- 低蛋白血症の指標

バイタルサインを把握する

【血圧】
- 直接訓練を行うにあたり大切な体位を保持する際に問題となる．
- 離床により血圧が低下する可能性があり，予防が大切である．
- 起立性低血圧を認める場合は，リハビリテーションだけでなく薬物療法も必要である．

> **ここがポイント**
> - 離床訓練（血圧をみながら少しずつ体位を上げる）
> - 血圧保持の工夫（下肢弾性包帯またはストッキング，腹帯の着用）
> - 薬物療法（昇圧薬の利用：リズミック®，ジヒデルゴット®など）
> - 輸液による体液の維持

【脈拍】
- 廃用性変化だけでなく脱水でも頻脈となる．
- 頻脈は心臓への負担を増やし，心不全や虚血性心疾患の誘因ともなりうる．
- 頻脈がある場合，リハビリテーションに際してはモニタリングが必要である．

【体温】
- 発熱は不感蒸泄を増加させ脱水の誘因となる（表12）．

表11　脱水の危険因子

年齢	高齢者，乳児
病態	喪失が多い 　発熱，嘔吐，脱水，多尿 取り込みが少ない 　摂食・嚥下障害
医原性	輸液量・注入量が少ない 不必要な利尿剤投与　など

表12　発熱に伴う不感蒸泄量

不感蒸泄量	（成人＝0.5〜0.6mℓ/kg/h）	
平熱	室温28℃以下	1日の水分喪失量は約900mℓ
	室温32℃以上で軽度発汗状態	1日の水分喪失量は1,500〜3,000mℓ
	室温高く高度発汗状態	1日の水分喪失量は3,000mℓ以上

維持期での輸液量の計算からの追加水分量	
必要水分量	35mℓ/kg/日
体温37〜38℃で発汗がない場合	300mℓ追加
体温38.1℃以上で軽度発汗の場合	400〜900mℓ追加
発汗が多い場合	900〜2,400mℓ追加

欠乏水分量の計算方法	
体重から求める （短時間の水分欠乏時）	欠乏水分量（ℓ）＝健常時体重－現在体重
臨床症状から求める	渇感のみ：体重の2％ 著明な渇感，口腔乾燥感，乏尿：体重の7〜14％
血清Na値から求める （Na喪失が軽度の場合）	欠乏水分量（ℓ）＝健常時体重（kg）×0.55×（1－140/血清Na（mEq/ℓ））
ヘマトクリット値から求める	欠乏水分量（ℓ）＝健常時体重（kg）×0.55×（1－健常時Ht/現在Ht）

- 発熱があると全身倦怠感，坐位保持能力低下，易疲労性となる．
- 発熱は消耗性の状態をもたらし低栄養の誘因となる．

栄養状態を把握するための指標

- 総蛋白（TP），アルブミン（Alb）が一般的．
- プレアルブミン，トランスフェリン，レチノール結合蛋白はよい指標である（ただし，保険請求できない）．
- コリンエステラーゼ，リンパ球数なども指標として用いる．

検査結果の把握

- 一般検査：血液生化学検査や尿検査が行われている場合は，評価・訓練時直近の検査値も確認し，項目の経時的変化を評価する必要がある．
- 脱水状態の指標：Hb（上昇），BUN（上昇）
- 炎症の指標：WBC（上昇），CRP（上昇），Fe（低下）
- 呼吸機能の評価：パルスオキシメータ（SpO_2）
- 肺炎の評価：胸部X線は肺炎の診断や経過評価の必須検査である．より詳細な情報のために胸部CTも頻用される．誤嚥による肺炎の好発部位は右下葉といわれるが，一定しない．

摂食・嚥下機能にまつわる身体所見の観察

症状や所見はできるかぎり動的に捉えることが必要となる．

唾　液

【流涎がある場合】
- 口唇の閉鎖機能不全（唾液が口腔内に保てない）．
- 唾液を咽頭に送り込めない（口腔期の問題）．
- 唾液の過剰分泌．

【流涎がない場合】
- 唾液が飲み込めている（正常）．
- 流涎する唾液がない（口腔乾燥）．
  - 口呼吸している
  - 唾液の分泌量が減少している
  - 常に口が開いている

【唾液の誤嚥】
重度の嚥下障害で起こり，肺炎の原因となる．
- 誤嚥していて咳や痰が多い（顕性誤嚥）．
- 誤嚥しており，咳反射が起こらない（不顕性誤嚥）．

顔面神経麻痺

- 口角を中心に左右対称性が失われている状況
  →唾液や水分が口角から流れ出る．

声の変化・構音障害

- 湿声・嗄声などの有無．
- 食事に伴う症状の変化．

高次脳機能の問題と観察

意識レベル

覚醒状況の評価は，通常，JCSやGCSが用いられる（p.16,17参照）．
- 食事前から覚醒レベルが低下している場合
  ① 普段から低下している場合は，その状況に合わせた評価・訓練を行う．
  ② 評価時点のみ低下している場合は，その原因を評価する．
- 食事中に覚醒レベルが低下している場合は，耐久力の低下が考えられる．

半側空間無視

- 半側空間無視は，主として右大脳半球の損傷による左半側の無視が多い．
- 食べ残しが特に左側に多い．
- 口腔内への残留も起こりうる．

注意・集中力の低下

- 注意の集中・維持困難（環境が妨害刺激とな

る).
- 注意の配分の障害.

言語機能の問題
- 失語症によるコミュニケーション障害（指示理解が困難）.
- 挿管や気管切開に伴うコミュニケーション不足.
- 構音障害による意思伝達能力の低下.

学習障害・痴呆
- 1口量の厳守，交互嚥下などの指示を守ることができない（学習できない）.
- 記憶障害により，指示したことを思い出して実行できない.
- 注意障害により，指示したこと以外に注意が向いてしまう．食事に集中できない.
- 言語理解の障害により，指示したことが理解できない.
- 失行（明らかな運動障害がないにもかかわらず目的動作ができない）により思うように指示した内容に従って体を動かすことができない（道具使用の場合を含む）.

■ 文献
1) 藤島一郎：脳卒中の摂食・嚥下障害. 第2版, 医歯薬出版, 1998.
2) 聖隷三方原病院嚥下チーム：嚥下障害ポケットマニュアル. 第2版, 医歯薬出版, 2003.
3) 藤島一郎 監, 倉田なおみ 著：経管投与ハンドブック. じほう, 2001.
4) 桑原道雄：開始時輸液と維持輸液への移行. 治療, 2003；85（2），224-230.
5) 大沢弘：Q 水分バランスシートの取り扱いについて教えてください. 治療, 2003；85（2），249-250.
6) 藤島一郎 編：よくわかる嚥下障害. 永井書店, 2001.

Column

【摂食条件表の活用と記入するコツ】

　摂食訓練の成否は，摂食時の条件を一定にできるかにかかっているといっても過言ではありません．「スタッフが代わる」，「日による変化」によって摂食の方法が変わらないようにするのが大切です．スタッフの共通認識を得るためにいろいろと試行している施設も多いと思いますが，摂食条件表を作成し，食事介助する人・患者さん本人・家族の見えるところに置くというのも1つの方法です．こうすることで，三者が共通の視点で摂食や食事介助ができ，摂食訓練が進展し，安全に摂食を進めることができます．また，退院時や転院時に持参してもらえば摂食条件に関する情報をタイムリーに伝えることもできます．

　摂食条件表には，①食事の種類（レベル），②摂食時の姿勢，③1口量，④主な介助者（リハビリテーションスタッフ，看護師，介護福祉士，看護助手，ボランティア，家族など），⑤摂食方法（使用するリハビリテーション手技など），⑥最長食事時間の目安，⑦水分摂取方法，⑧主治医および担当者などを記入します．摂食条件表を記入し履行するうえで一番難しいのが③の1口量です．筆者の経験では，ついつい1口量が摂食条件表よりも多くなってしまうのが現実です．摂食条件表に書く際は，これを考慮して書くのがコツです．ティースプーン1杯まで安全に摂食できる方の場合は「ティースプーン2/3」，ティースプーン2/3までの方の場合は「ティースプーン1/2」と少し減らして書くのがコツです．そうすると実際の摂食のときに最適な1口量になります．

2 摂食時の観察

食事前の観察

　食事前の観察は，普段の咽頭や口腔など嚥下に関係する諸器官の様子を理解するのに役立つ．観察する際は，嚥下機能や口腔内以外の事柄も観察することが重要である．嚥下機能や口腔内以外の観察によって，嚥下機能を間接的に推測することが可能だからである．食事前にある程度嚥下機能を推定することで摂食時のリスク管理につなげられる．

	観察対象	観察のポイント	考えられること
見て観察	口腔内	乾燥の有無 出血傾向の有無 痰付着の有無 義歯の適合 欠損歯の有無 う歯，歯肉の炎症，口臭の有無	・口腔乾燥≒咽頭乾燥 　→嚥下反射が起こらない ・口腔汚染≒咽頭汚染 　→誤嚥性肺炎のリスク ・義歯の不適合，欠損歯 　→咀嚼能力の低下
	吸引瓶	吸引物の内容と色 痰の量	・黄色→炎症の可能性 ・白色→唾液誤嚥の可能性 ・赤色→鼻腔・咽頭を傷つけている可能性あり ・量の増加→誤嚥，炎症の可能性あり
	鼻腔内	鼻水の有無 鼻腔内汚染の有無 鼻腔内乾燥の有無	・鼻水→鼻咽腔閉鎖不全の可能性あり ・鼻腔内汚染→口呼吸となっている可能性あり→口腔乾燥→咽頭乾燥→嚥下反射が起こらない→咽頭汚染および誤嚥の危険性あり ・鼻腔内乾燥→鼻腔内汚染の可能性
	呼吸パターン	口呼吸か，鼻呼吸か	・口呼吸→咽頭乾燥の可能性あり
	酸素マスク カニューレ	酸素投与の有無	・酸素投与されている場合 　→口腔内・鼻腔内・咽頭内乾燥の可能性あり
	経鼻経管チューブ	鼻孔と同側の咽頭を通過しているか 太さ 挿入の長さ 最終入れ替え日	・経管チューブが喉頭蓋を圧迫している可能性あり→嚥下反射が不十分 ・12Fr以上→特に嚥下に不利になる ・挿入が短い→食道注入※となっている可能性あり→逆流の可能性あり

2 摂食時の観察

観察区分	項目	観察内容	所見・可能性
見て観察			・最終入れ替え日→咽頭汚染の可能性あり ※意図的に食道注入にする場合もある
	痰	量，性状，色	・変化あり→炎症の可能性あり （「吸引瓶」参照）
	口腔・顔面諸器官の運動障害	顔面麻痺の有無 口唇，舌，軟口蓋の運動障害の有無	・麻痺，障害あり 　→食べ物の取り込み，咀嚼，食塊形成，送り込み不良の可能性あり
	喉頭（のど仏）の位置	安静時 挙上時	・喉頭挙上不良 　→咽頭残留・誤嚥の可能性あり
	意識レベル	JCS，GCS	・意識レベル低下→誤嚥の可能性あり
	気管切開部 気管切開カニューレの種類	カニューレの種類 一方向弁の有無 人工呼吸器装着の有無	・カニューレ→喉頭挙上制限の可能性あり ・気管切開→声門閉鎖不全の可能性あり 　→誤嚥の危険性あり
	唾液の処理方法	飲んでいるか 出しているか	・飲んでいない 　→嚥下反射惹起不良の可能性あり
	身体・認知能力	麻痺の有無 ADLレベル 認知機能 痴呆・高次脳機能障害の有無	・麻痺あり→摂食姿勢動作を考慮する必要あり ・ADLレベルの低下→易疲労性（疲れない方法を考える）→間接・直接訓練以外の対応が必要 ・認知・高次脳機能障害→準備期の問題の可能性あり→摂食環境の調整が必要
聴いて観察	声質	湿声の有無 気息声の有無	・湿声→咽頭残留，誤嚥の可能性あり ・気息声→声門閉鎖不全の可能性あり
	頸部・胸部聴診	異常音（呼吸音以外）の有無 痰の有無およびその部位	・異常音 　→咽頭残留（唾液），誤嚥の可能性あり，痰の存在あり
触れて観察	頸部のROM※ 喉頭挙上	挙上範囲 挙上スピード 連続性	・頸部ROM低下 　→摂食姿勢動作を考慮する必要あり ・喉頭挙上範囲・スピード・連続性低下 　→咽頭残留・誤嚥
	呼気の強さ	手の平を吹いてもらい，他の人と比較する	・呼気弱い→喀出力の低下
	鼻咽腔閉鎖不全	「あ〜」と言ってもらい，鼻を触れ，指にしびれの振動を感じるかどうか	・しびれを感じる 　→鼻咽腔閉鎖不全の可能性あり
	K-pointの有効性	K-pointを触れ，咀嚼＋嚥下が起きるかどうか	・咀嚼＋嚥下が起きる 　→K-point有効
	発熱	発熱の有無	・発熱→炎症→誤嚥，胃食道逆流の可能性あり

※ ROM：range of motion（関節可動域）

8 食事中の観察

　食事中は，誤嚥や咽頭残留などについてのモニタリングが中心となる．食事前後での比較も重要であるが，食事中の観察によってリアルタイムに把握し，リスク管理を徹底する．1口量を変えたときの観察や食品の違いによる観察をすることによって至適摂食条件を検討することも可能である．

	観察対象	観察のポイント	考えられること
見て観察	口腔内	嚥下後の舌上の食物残留の有無 口腔前庭の食物残留の有無	・食物残留→咽頭残留，送り込み不良・食塊形成不良の可能性あり
	むせ	食べはじめのみ 食べている途中のみ 後半のみ	・むせがある場合，いつでも誤嚥の可能性がある ・準備運動不足の可能性あり ・注意・集中力低下の可能性あり ・疲労・耐久性低下 ・咽頭残留 ・食道逆流
		時期に関係なくむせる	・摂取食品不適合 ・食事介助ペース不適合 ・1口量不適当，一定でない ・摂食姿勢不適当 ・咽頭残留 ・食道逆流
	呼吸状態	SpO_2のデータ	・SpO_2の低下→誤嚥の可能性あり
	食品	食品の均一性 水分含有量 見た目，温度，におい	・食欲向上・低下の可能性あり ・至適食品または至適食品でない可能性あり
聴いて観察	声質	湿声の有無	・湿声→咽頭残留・誤嚥の可能性あり
	頸部・胸部聴診	異常音（呼吸音以外）の有無 痰の有無およびその部位	・異常音→咽頭残留，誤嚥の可能性あり，痰の存在あり
触れて観察	喉頭挙上	挙上範囲 挙上スピード 連続性	・左記3項目の低下 →疲労・耐久性低下の可能性あり
	胸部触診	変化はあるか	・食前と変化あり→誤嚥の可能性あり

食後の観察

食後は，咽頭残留していたものを誤嚥したか，食道残留，胃食道逆流の有無を観察するのが重要である．坐位姿勢をとっている場合は，食道内逆流にはよいが嚥下には不利に働く場合があるため，むせの有無には十分注意して観察する．

	観察対象	観察のポイント	考えられること
見て観察	口腔内	嚥下後の舌上の食物残留の有無 口腔前庭の食物残留の有無	・食物残留→咽頭残留，送り込み不良・食塊形成不良の可能性あり
見て観察	むせ	むせの有無	・むせがある→咽頭残留・胃食道逆流の可能性あり
見て観察	呼吸状態	SpO_2 のデータ	・SpO_2 の低下→誤嚥の可能性あり
聴いて観察	声質	湿声の有無	・湿声→咽頭残留・誤嚥の可能性あり
聴いて観察	頸部・胸部聴診	異常音（呼吸音以外）の有無 痰の有無およびその部位	・異常音→咽頭残留，誤嚥の可能性あり，痰の存在あり
触れて観察	胸部触診	変化はあるか	・食前と変化あり→誤嚥の可能性あり

■ 文献
1) 藤島一郎：脳卒中の摂食・嚥下障害　第2版．医歯薬出版，1998．
2) 鎌倉やよい 編：嚥下障害ナーシング．医学書院，2000．
3) 聖隷三方原病院嚥下チーム：嚥下障害ポケットマニュアル．第2版，医歯薬出版，2003．

3 スクリーニングテスト

　嚥下障害のスクリーニングとしては，問診や診察と嚥下障害特有のスクリーニングテストがある．スクリーニングによっておおよその問題の所在を推定しておくことは，その後の評価・治療計画に役立つ．ここでは詳細な評価・診断に至る前のスクリーニングとして現在行われている方法について概説する．

⑧ スクリーニングテストでの症状評価の方法

　嚥下障害スクリーニングの前提となるものは意識が清明であること，全身状態が安定していることである．「食べられない」，「口にため込んで飲み込まない」ということで診察依頼がきても，意識障害があって，評価不能ということも多い．
　スクリーニングとしてまず行うべきは，嚥下障害の存在をどのようにして疑うかである．そのためには症状の分析が必要である．
　表1に嚥下障害を疑う主な症状[1]，表2に嚥下障害の質問紙[1,2]をあげた．質問紙は15項目からなり，構造は肺炎の既往，栄養状態，咽頭期，口腔期，食道期，声門防御機構などが反映されるようになっている．
　回答は「A：重い症状，B：軽い症状，C：症状なし」となっている．この質問紙では，Aに1つでも回答があったものを「嚥下障害あり」と判定し，Bには複数の回答があっても「嚥下障害疑い」ないし「臨床上問題ないレベル」と判定する．
　信頼性（Cronbachのアルファ計数）0.8473，特異度90.1%，敏感度92%であり，嚥下障害のスクリーニングだけでなく，経過観察や指導の効果を評価するときにも使用できる．
　嚥下障害を疑った場合は，病歴（表3），身体所見（表4），一般臨床検査（表5），神経学的所

表1　嚥下障害を疑う主な症状

むせ	どのようなときにむせるか
咳	食事中や食後の咳は多くないか，夜間の咳はないか
痰の性状・量	食物残渣はないか，食事を開始してから量は多くないか
咽頭異常感，食物残留感	部位はどこか
嚥下困難感	食品による差違はあるか
声	食後に声の変化はないか，がらがら声ではないか
食欲低下	嚥下障害が原因のことがある
食事内容の変化	飲み込みやすい食べ物だけを選んでいないか
食事時間の延長	口の中にいつまでも食べ物をためている，なかなか飲み込まない
食べ方の変化	上を向いて食べる，汁物と交互に食べている，口からこぼれる
食事中の疲労	食事に伴う低酸素血症はないか
口腔内の汚れ	ひどい歯垢，食物残渣，口臭はないか

表2 嚥下障害の質問紙

氏名		年齢　歳	男・女		
				平成　年　月　日	
	身長　　cm	体重　　kg			

あなたの嚥下（飲み込み，食べ物を口から食べて胃まで運ぶこと）の状態について，いくつかの質問をいたします．いずれも大切な症状です．よく読んでA，B，Cのいずれかに丸を付けてください．
この2，3年のことについてお答えください．

1. 肺炎と診断されたことがありますか？	A.繰り返す	B.一度だけ	C.なし
2. やせてきましたか？	A.明らかに	B.わずかに	C.なし
3. 物が飲み込みにくいと感じることがありますか？	A.しばしば	B.ときどき	C.なし
4. 食事中にむせることがありますか？	A.しばしば	B.ときどき	C.なし
5. お茶を飲むときにむせることがありますか？	A.しばしば	B.ときどき	C.なし
6. 食事中や食後，それ以外のときにものどがゴロゴロする（痰がからんだ感じ）ことがありますか？	A.しばしば	B.ときどき	C.なし
7. のどに食べ物が残る感じがすることがありますか？	A.しばしば	B.ときどき	C.なし
8. 食べるのが遅くなりましたか？	A.たいへん	B.わずかに	C.なし
9. 硬い物が食べにくくなりましたか？	A.たいへん	B.わずかに	C.なし
10. 口から食べ物がこぼれることがありますか？	A.しばしば	B.ときどき	C.なし
11. 口の中に食べ物が残ることがありますか？	A.しばしば	B.ときどき	C.なし
12. 食べ物や酸っぱい液が胃からのどに戻ってくることがありますか？	A.しばしば	B.ときどき	C.なし
13. 胸に食べ物が残ったり，つまった感じがすることがありますか？	A.しばしば	B.ときどき	C.なし
14. 夜，咳で寝られなかったり目覚めることがありますか？	A.しばしば	B.ときどき	C.なし
15. 声がかすれてきましたか（がらがら声，かすれ声など）？	A.たいへん	B.わずかに	C.なし

見（**表6**）などをチェックする．摂食場面の観察も大変重要である（**表7**）[1]．これらによりかなりの病態把握が可能となる．

表3 病歴その他

脳卒中の既往
肺炎およびその他の呼吸器疾患の既往
放射線治療，手術（頭頸部，食道）の既往
その他の基礎疾患（神経筋疾患，糖尿病など）
薬剤（特にトランキライザー，抗コリン作用のある薬剤）
生活様式
食生活，食嗜好およびその変化
家族歴

表4 身体所見

栄養状態,脱水
呼吸状態(呼吸数,咳,喀痰,聴診所見)
発熱
循環動態(血圧,心拍数およびその変化)
胃腸症状(食欲,下痢,便秘)
口腔,咽頭粘膜の状態(汚れ,乾燥,潰瘍,炎症など),口臭
歯(義歯の有無と適合,う歯),歯肉(腫脹,出血など)

表5 一般臨床検査

胸部X線
心電図
CRP(C反応性蛋白試験)
白血球数,分画
貧血
低アルブミン血症

表6 神経学的所見

● 意識レベル
高次脳機能:痴呆,失語,失認,失行
● 脳神経
三叉神経:咬筋,口腔・舌(前2/3)の知覚
顔面神経:口唇の運動,味覚(舌の前2/3)
舌咽・迷走神経:咽頭・軟口蓋の運動,喉頭挙上,発声,舌(後1/3)の味覚・知覚,咽頭の知覚
舌下神経:舌の運動
● 構音障害
● 口腔・咽頭の反射:異常反射(下顎反射,口とがらせ反射,吸啜反射など)
咽頭反射(gag reflex),口蓋反射
● 頸部・体幹の可動域と動きの制御(麻痺,失調)
● 呼吸のコントロール(息止め,随意的な咳)
● 麻痺(片麻痺,両側片麻痺),失調,不随意運動
● 知覚障害
● 筋力,筋萎縮

8 スクリーニングテストの方法・判定・意義

現在施行されている主なスクリーニングテスト(モニターを含む)は以下のとおりである.また,方法・判定・意義を表8にまとめた.

❶ 反復唾液嚥下テスト　DVD▶❻

(repetitive saliva swallowing test:RSST)[3,4)]
感受性がよく臨床症状との相関が高いとされている[5)].簡便で安全に施行できるが,指示を理解できない患者には施行できない.

❷ 水飲みテスト[6)]　DVD▶❼

感受性の高い検査.広く行われているが,むせのない誤嚥があることに注意しなければならない.

❸ 改訂水飲みテスト

(modified water swallowing test:MWST)[7)]
3mlの水を使用する.安全性が高く,RSSTを同時に施行するように工夫されている.

❹ フードテスト(食物テスト)　DVD▶❽

プリン,粥,飲料について実際に摂食してもらい,むせや口腔の残留をみる.口腔内残留がある

表7 摂食場面の観察ポイント

観察項目・症状	観察ポイント	考えうる主な病態・障害
食べ物の認識	ぼうっとしている，キョロキョロしている	食物の認知障害，注意散漫
食器の使用	口に到達する前にこぼす	麻痺，失調，失行，失認
食事内容	特定の物を避けている	口腔期，咽頭期，味覚，唾液分泌低下，口腔内疾患
口からのこぼれ	こぼれてきちんと口に入っていない	取り込み障害，口唇・頬の麻痺
咀嚼	下顎の上下運動だけで，回旋運動がない	咬筋の障害
	硬い食べ物が噛めない	う歯，義歯不適合，歯周病など
嚥下反射が起こるまで	長時間口にため込む，努力して嚥下している	口腔期，咽頭期
	上を向いて嚥下している	送り込み障害
むせ	特定の食べ物（汁物など）でむせる	誤嚥，咽頭残留
	食事のはじめにむせる	誤嚥，不注意
	食事の後半にむせる	誤嚥，咽頭残留，疲労，筋力低下，胃食道逆流
咳	食事中，食事後に咳が集中する	誤嚥，咽頭残留，胃食道逆流
声	食事中，食後に声が変化する	誤嚥，咽頭残留
食事時間	1食に30〜45分以上かかる	認知・取り込み・送り込み障害など
食欲	途中から食欲がなくなる	認知，誤嚥，咽頭残留，体力低下
疲労	食事の途中から元気がない，疲れる	誤嚥，咽頭残留，体力低下

と高率（70％）に咽頭残留が疑われる．

❺ **経皮的動脈血酸素モニター**（パルスオキシメータ）[8]

客観的な患者の呼吸状態を反映しており，もっと活用されるべき方法である．

❻ **頸部聴診**

肺野だけでなく頸部の所見が有用である[9]．水飲みテストや摂食場面において手軽に誤嚥や咽頭残留を捉えることができるので習熟したい．

ここがポイント

ゴクンという音（嚥下音）と嚥下の成功は必ずしも一致しない．嚥下前後の呼吸音を聴くことが大切である．嚥下後にゴロゴロ音が呼吸音に混じるなどの変化があれば，咽頭残留や誤嚥を疑う．

❼ **嚥下誘発（反射）テスト**

順天堂大学[10]や東北大学[11]などで施行されている検査である．水を咽頭に直接入れるという点でリハビリテーション的ではないが，夜間の不顕性誤嚥を反映し，誤嚥性肺炎群では嚥下反射の潜時が有意に延長するという．今後，方法を統一する必要がある．

❽ **着色水テスト**（blue dye test）[12]

気管切開している患者で簡便に誤嚥をみる方法である．ただし，これで誤嚥があるから経口摂取はできないなどと安易な判断は禁物である．カニューレと嚥下に熟知したうえで検査を行わなければならない．

> **ここに気を付けよう**
>
> カフ付きカニューレの場合，カフを膨らませていると嚥下運動を阻害し誤嚥しやすくなる．しかもカフがあってもカフの周囲から下へ色素は流れ落ち，結果的に陽性となる．また，カフを膨らませないときは，タイミングよく気切孔を閉鎖して，声門下圧をつくらないとやはり誤嚥する．うまく検査をしないとほとんど陽性の結果になる．

❾ 咽頭二重造影[13,14]

見直されてよい検査法である．側面で行う方法も嚥下前・後X線撮影法[15]として考案されている．

❿ バリウム排泄検査[1]

簡便に食塊の消化管内の移動をみることができる．嘔吐や逆流の原因を探り，対策を立てるときの情報となる．本法はあくまでスクリーニングとしての簡便法であり，消化器の教科書には正式な胃排泄機能検査としてアセトアミノフェン法，アイソトープ法などの詳しい検査が記載されている．

表8　主な嚥下検査（スクリーニングテスト，モニター）

名称	方法	判定	意義
1. 反復唾液嚥下テスト	口腔内を湿らせた後に，空嚥下を30秒間繰り返す	30秒で2回以下が異常	随意的な嚥下の繰り返し能力をみる．誤嚥との相関あり．スクリーニング
2. 水飲みテスト	原法：30mLの水を一気に嚥下．2,3mLで様子をみて,安全を確認してから30mLを施行	5秒以内にむせなく飲めれば正常．それ以外は嚥下障害疑いか異常．動作全体を観察	口への取り込み，送り込み，誤嚥の有無など．スクリーニング
3. 改訂水飲みテスト	冷水3mLを嚥下させる	①嚥下なし，②嚥下あり，むせないが呼吸変化あり，③嚥下あり，むせるか湿性嗄声あり，④嚥下あり，むせない．湿性嗄声もない．追加嚥下2回不能，⑤④に加え，追加を指示し，30秒以内に2回空嚥下可能　④以上なら合計3回施行し，最も悪い嚥下を評価する	30mLの水飲みテストでは，誤嚥が多く危険と判断される症例があることから開発された
4. フードテスト	ティースプーン1杯（3〜4g）のプリンを摂食．空嚥下の追加を指示し，30秒間観察する	改訂水飲みテストに準じて評価および口腔内残留を評価し，残留があれば陽性とする	水飲みテストに対して嚥下しやすいプリンを用いたテストである．改訂水飲みテストとともに開発された
5. パルスオキシメータ	摂食場面でのモニターとして使用する	90％以下，または初期値より1分間の平均で3％低下で摂食中止	誤嚥の有無など．90％はほぼ動脈血酸素分圧60Torr
6. 頸部聴診	通常の聴診器で頸部音を聴く	嚥下前後の呼吸音変化を聴く	誤嚥，咽頭残留の疑い
7. 咽頭二重造影	硫酸バリウム（140〜160％）を1口（15〜20mL）嚥下させた後3回空嚥下をして，息こらえ（バルサルバ法）をして咽頭の正面像を撮影	A'：バリウムが壁に連続的に付着して構造がよくわかる．A：バリウムが壁に連続的に付着を認める．B：不連続的に付着を認める．C：きれいに嚥下されて残らない．A'とAが異常とされる	咽頭残留をみるのに大変便利な検査．咽頭と食道を同時に撮影し，食道の残留も同じ判定基準で判断できる．同様の方法で側面像をみると誤嚥が判定しやすい

8. 嚥下前・後 X線撮影法	50％バリウム液4mlを嚥下させる．垂直坐位側面像で嚥下前後のX線撮影	①誤嚥中等量以上 and/or むせなしの誤嚥 or 嚥下運動なし，②誤嚥少量で，むせあり，③喉頭内侵入（声門を越えない誤嚥），④口腔，咽頭残留，⑤誤嚥，残留なし（正常）	通常のX線撮影装置を用いて誤嚥の有無を検出できる．バリウム嚥下前の写真と比較することが検出率を上げるために大切
9. 着色水テスト	気切患者で，口腔にメチレンブルーやトレパンブルーなどの色素を入れて気切孔からの流出をみる	2，3分以内に気切孔から色素が出れば異常	誤嚥を簡便に検出．ただし，5分以上経過するとほとんどの症例で少量の色素は流出してくる
10. バリウム排泄検査	食事の最後に硫酸バリウム（140〜160％）を1口（15〜20ml）嚥下．経管栄養の場合は注入	1，2，3時間後経時的に下部食道と胃のX線写真正面像を撮影し，2時間以上，胃や食道に停滞していれば異常	きわめて簡便に消化管の運動をチェックし，嘔吐や逆流のリスクを把握できる
11. 嚥下誘発テスト	鼻腔から細い（8Fr以下）チューブで中咽頭に水を少量注入し，嚥下反射が起こるまでの時間を測定する	常温蒸留水0.4ml※注入で嚥下反射までの平均潜時1.7±0.7秒．3秒以上で異常（注入量，温度など条件によって変化）	咽頭の感覚入力―運動出力を口腔機能のバイアスを取り除いてみる．臨床では夜間の不顕性誤嚥による肺炎の発生を予測する目的で施行．嚥下性肺炎群では有意に延長する

※ 0.4mlは順天堂大学の方法[10]．東北大学方式は1mlを注入し，嚥下性肺炎患者では5秒以上の潜時があるという[11]．

外来でのスクリーニングの進め方

一般に外来では軽症嚥下障害患者をみることが多い．症状（表1）とその問診（時間節約のために質問紙にあらかじめ回答してもらう；表2）および表3〜6の診察を行う．表7にあげた摂食場面は家族などから詳細に情報を得るか，その場で水飲みテスト，フードテスト場面を観察して評価することもできる．

スクリーニングテストとしてはRSST，水飲みテストを必ず施行する．その際パルスオキシメータと頸部聴診を併用するとよい．水飲みテストやフードテストでむせがある場合は，表9に示した「その場で施行するリハビリテーション手技」を併用してテストを再度行う．症状が強いとき，脱水，栄養障害，誤嚥が強く疑われるときは，内視鏡検査[16]や嚥下造影などの精密検査を施行する．

表9 その場で施行するリハビリテーション手技

1. 嚥下に意識を集中する（think swallow）
2. 頸部前屈
3. 息こらえ嚥下
4. 頸部回旋（嚥下前横向き嚥下）
5. 水分にとろみをつける
6. リクライニング姿勢での飲水，摂食

在宅やベッドサイドで行う診察・評価の具体的内容と意義

在宅やベッドサイドではあらゆる状況が考えられる．まず，現在口から食事を食べている軽症患者については前項での外来患者への対応を準用する．ここでは脳卒中の急性期や現在経管栄養を受けている患者で，これから経口摂取を開始したい場合についての手順を述べる（図1）．

```
            ┌─────────────────────┐
            │ 意識清明（自発的に開眼） │
            │   バイタルサイン安定    │
            └──────────┬──────────┘
                       ↓
            ┌─────────────────────┐
            │     口腔ケア          │──────────────────┐
            │ のどのアイスマッサージと空嚥下 │             │
            └──────────┬──────────┘               │
                       ↓                          │
            ┌─────────────────┐   ┌───────────┐   │   ┌───────────┐
            │ 水飲みテスト3mℓ  │→ │  むせあり  │→──┼──→│ 嚥下造影   │
            │ RSSTを同時に施行 │   │ 呼吸変化あり │   │   │ 嚥下内視鏡 │
            └──────────┬──────┘   └───────────┘   │   └───────────┘
                       ↓                          │
            ┌─────────────────┐   ┌───────────┐   │
            │ 水飲みテスト3mℓ  │→ │  むせあり  │→──┘
            │                 │   │ 呼吸変化あり │
            └──────────┬──────┘   └───────────┘
                       ↓
            ┌─────────────────┐
            │   ゼリーの摂食    │
            │  段階的摂食アップ  │
            └─────────────────┘
```

水飲みテストに際して経鼻経管チューブはなるべく抜去する．
抜去できない場合は12Fr以下の細いチューブを使用すること．
特にむせや呼吸変化があるときは抜去した後の評価が大切．

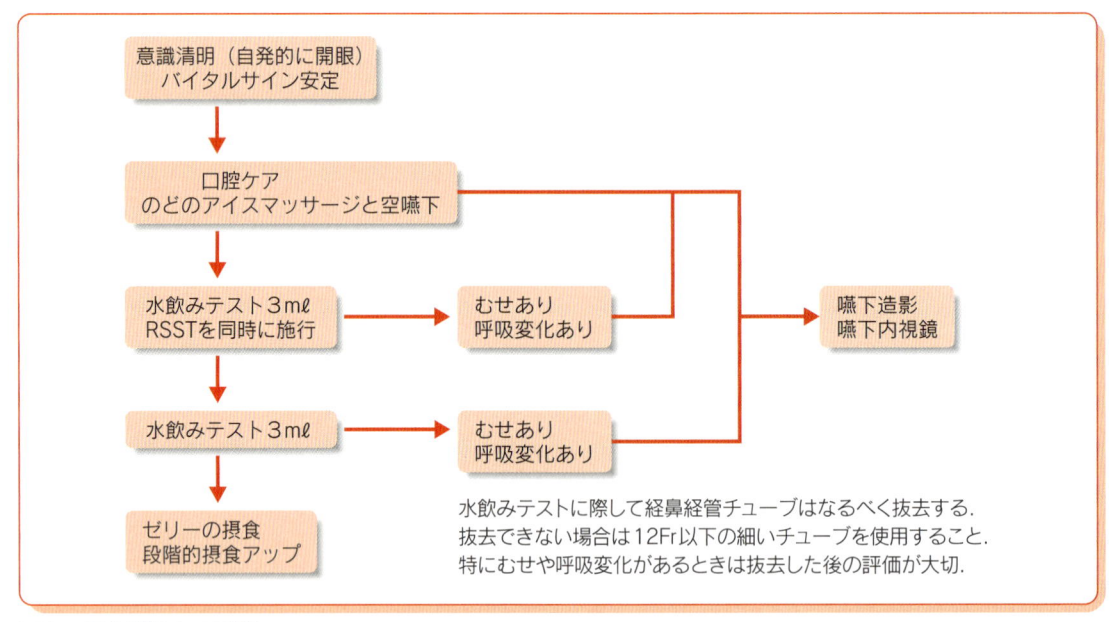

図1　摂食開始までの流れ

- 意識が清明であってはじめて嚥下の評価が可能となる．バイタルサインが安定しない時期，意識障害がある時期は，口腔ケアを中心とした基礎的訓練を行う．
- 3mℓの水飲みテスト（改訂水飲みテスト）とRSSTを行う前に口腔ケア，のどのアイスマッサージと空嚥下を行っておく．
- むせた場合や呼吸変化がみられたときは時間をおき再度，口腔ケア，のどのアイスマッサージと空嚥下を施行してから水飲みテストを繰り返す．
- 問題ない場合は30mℓの水飲みテストを施行する．
- 経鼻経管チューブは可能な限り抜去して行う．

表9に示したリハビリテーション手技を併用して再検するのもよい．症状が強いときは，嚥下造影や嚥下内視鏡検査を施行する．

スクリーニング評価と診察の意義

詳細な臨床評価とスクリーニングテストが施行できれば，当然無駄な検査を減らすことができる．一方で，ハイリスク患者を効率的に精密検査につなげることができる．さらに，スクリーニングテストは経過中の患者評価，訓練効果をみることもできる．

嚥下造影だけに頼らずに，あくまでも臨床評価が患者の全体像を捉える一番最適な方法であることを思い出す必要がある．

検査が不要な嚥下障害

筆者は表2の質問紙（p.27参照）でAの回答がなく，RSST，水飲みテストをパスした患者は，臨床的経過観察としている．問題となる場合は，質問紙の回答をしっかり確認すればほとんどスクリーニングできる．RSSTと水飲みテストも大変感度の高い検査である．

しかし，咽頭異常感で来院した患者でこれらをパスしても症状が長く続く場合や，訴えが強い場合は，その検索を怠ってはいけない．腫瘍や憩室など予想しない疾患が潜んでいることもある．一方，神経質になりすぎると何でもかんでも嚥下造影と嚥下内視鏡を行うということにもなりかねない．

筆者は症状に対して臨床場面だけでは対策を立てることができないときに，精密検査をするという立場をとっている．すなわち**表9**に示したようなリハビリテーション手技で症状が軽快し，順調に摂食でき，肺炎や脱水，栄養障害がなければ精密検査を行わずに指導できる．

おさらいしよう

嚥下障害は種々の疾患に伴う症候群である．嚥下障害の評価を行うためにはまず基礎疾患への深い理解が必要である．また，高齢者，精神疾患をもった患者などでは大量の薬剤が投与されていることがあり，それらの嚥下障害に対する影響にも配慮が必要である．最後にスクリーニングは簡単なものではないということを強調しておきたい．

■ 文献

1) 藤島一郎：脳卒中の摂食・嚥下障害．第2版，医歯薬出版，1998．p.55-83．
2) 大熊るり，藤島一郎，小島千枝子 ほか：摂食・嚥下障害スクリーニングのための質問紙の開発．日本摂食・嚥下リハビリテーショ学会誌，2002；6(1)：3-8．
3) 小口和代，才藤栄一，水野雅康 ほか：機能的嚥下障害スクリーニングテスト「反復唾液のみテスト」(the Repetitive Saliva Swallowing Test：RSST) の検討(1) 正常値の検討．リハ医学，2000；37：375-382．
4) 小口和代，才藤栄一，馬場 尊ほか：機能的嚥下障害スクリーニングテスト「反復唾液のみテスト」(the Repetitive Saliva Swallowing Test：RSST) の検討(1) 妥当性の検討．リハ医学，2000；37：383-388．
5) 鄭 漢忠，高 律子，上野尚雄，原田浩之：反復唾液嚥下テストは施設入所者の摂食・嚥下障害をスクリーニングできるか？．日本摂食・嚥下リハビリテーション学会誌，1999；3(1)：29-33．
6) 窪田俊夫，三島博信，花田 実 ほか：脳血管障害における麻痺性嚥下障害－スクリーニングテストとその臨床応用について．総合リハ，1982；10(2)：271-276．
7) 才藤栄一：統括研究報告．平成11年度厚生省厚生科学研究費補助金，長寿科学総合研究，平成11年度研究報告（長寿科学研究費中央事務局），2000．p.1-17．
8) Langmore SE：Predictor of aspiration pneumonia：How is Dysphagia. Dysphagia 1998；1369-1381.
9) 高橋浩二：頸部聴診法．千野直一，金子芳洋 監：摂食・嚥下リハビリテーション．医歯薬出版，1998．p.171-175．
10) 寺本信嗣，松瀬 健，松井弘稔 ほか：嚥下スクリーニングとしての簡易嚥下誘発試験 (simple swallowing provocation test) の有用性．日呼吸会誌，1999；37(6)：466-470．
11) Nakajoh K, Nakagawa T, Sekizawa K et al：Relation between incidence of pneumonia and protective reflexs in post-stroke patients with oral or tube feeding. J Intern Med 2000；247：39-42.
12) Thompson-Henry S, Braddock B：The modified Evan's blue dye procedure fails to detect aspiration in the tracheostomized patient：Five case reports. Dysphagia 1995；10(3)：172-174.
13) 稲木匠子，森 敏裕，丘村 煕：咽頭二重造影法の検討．耳鼻，1988；34：114-116．
14) 澁谷誠二，若山吉弘，浅井潤一郎 ほか：慢性期脳血管障害患者における computed radiography による咽頭二重造影法および videofluorography による嚥下機能の検討．リハ医学，1999；12(1)：43-48．
15) 水野雅康，才藤栄一，奥井美枝 ほか：造影剤嚥下前・後レントゲン像と videofluorography 所見との比較．リハ医学，1999；36(12)：963．
16) 藤島一郎 監：嚥下障害ビデオシリーズ．①嚥下のビデオ内視鏡検査．1998；⑦嚥下造影と摂食訓練．医歯薬出版，2001．

4 嚥下造影と嚥下内視鏡検査

嚥下造影（videofluoroscopic examination of swallowing: VF)[1]

VFは造影剤や造影剤を含んだ模擬食品をX線透視下に嚥下させ，ビデオに記録して解析する検査である．診断的検査と治療的検査の2つの目的[2]がある．

- **診断的VF**：器質的異常，機能的異常，食塊の通過状況と誤嚥，咽頭残留をみる．
- **治療的VF**：誤嚥しない方法，咽頭残留の少ない方法，口腔→咽頭→食道への通過しやすい方法などについて，リハビリテーション手技，体位，食品を変えて検討する．

方 法

【造影剤】
- 40〜50％の希釈硫酸バリウムを使用．
- 誤嚥がない場合はバリウム原液を用いて二重造影なども施行することがある．
- 非イオン系の水溶性造影剤など他の造影剤も使用されることがある．

【準備】
- 口腔内の清拭を確認する．
- 少量の水で口腔内を湿潤にしてから検査に入る．

【検査体位】
- 体幹角度はふだん摂食している体位を基準にし，適宜90°坐位，60°坐位，45°リクライニング，30°リクライニングなど変化をさせて体位効果をみる．
- 頸部は軽度前屈位を基準とし，適宜回旋や伸展位をとり，嚥下への影響をみる．

【検査手順】
- 側面，正面のX線透視画像をビデオに記録する．

正中に金属でスケールを入れる（下顎皮膚に貼付→測定で必要となるため）．
- 40％バリウム液の嚥下検査：1, 2, 3, 5mℓ：嚥下する造影剤の量は小量から徐々に増加
- ゼラチンゼリー，増粘剤入り40％バリウム液，パンないしクッキーなどの嚥下検査：2, 3, 5, 8gのように徐々に量を増量させる．

【治療的VFの場合】
咽頭残留除去法など，条件を変えて嚥下への影響を検査する[3]．
- **誤嚥を減らす方法**：①体幹，頸部前屈の角度調節，②息こらえ嚥下（supraglotic swallow），③食品の選択と1口量の調節，④嚥下に意識集中（think swallow），⑤横向き嚥下（頸部回旋）など．
- **咽頭残留の除去法**：①空嚥下を繰り返す，②横向き嚥下，うなずき嚥下，③交互嚥下など．

DVD▶⑨ では誤嚥が認められるが角度を45°から30°リクライニング位にしたところ，DVD▶⑩ のように誤嚥は消失した．このようにVFでは問題点があった場合どうすればよいかをその場で考え，実施してその後の治療に役立てる．

評 価

表1に観察ポイントをまとめた．組織の動きと食塊の動きの両者の関連を観察する．

表1 嚥下造影（VF）の観察項目

		側面像	正面像（左右差に注意）
口腔	組織の動き 構造	口唇，舌，軟口蓋，下顎 取り込み，口腔内保持，咀嚼	口唇，舌，軟口蓋，下顎 咀嚼
	食塊の動き	口唇からのこぼれ落ち，食塊形成，奥舌の移送，咽頭への送り込み，口腔通過時間，残留（量・部位）	食塊形成，残留（量・部位）
咽頭	組織の動き 構造	嚥下反射：軟口蓋の動き，舌根の動き，舌骨の動き，喉頭の挙上，喉頭閉鎖，咽頭の蠕動（後壁），食道括約筋の開大外部からの圧迫（頸椎など）	嚥下反射：舌根の動き，喉頭の挙上，喉頭閉鎖（声門，声門前庭の動き），咽頭の蠕動（側壁），食道括約筋の開大
	食塊の動き	逆流（鼻腔，口腔），食塊通過，誤嚥 残留（量・部位：特に梨状窩，喉頭蓋谷）咽頭通過時間	食塊の通過（特に食道入口部通過の左右差）誤嚥，残留（量・部位：特に梨状窩，喉頭蓋谷）
食道	組織の動き 構造		〈斜位も見る〉蠕動，狭窄，外部からの圧迫 蛇行，食道裂孔ヘルニア
	食塊の動き		食塊通過，残留，逆流，通過時間

⑧ 嚥下内視鏡検査 (videoendoscopic examination of swallowing: VE)

鼻咽腔喉頭ファイバースコープによる嚥下諸器官の検査は，耳鼻咽喉科領域ではルーチンとして汎用されてきた．最近はリハビリテーションの領域でもさかんに使用され，嚥下障害に対して有力な情報が得られている．特に声門閉鎖機能，唾液や分泌物，食塊などの咽頭残留の状態などを直視下にみられる点はほかの検査法では得られないものである．

VFでの被曝，検査時間の制約，模擬食品を用いなければならないなどの問題点を補完する意味で意義の多い検査法[1]である．

方 法

鼻腔から細いファイバースコープで嚥下（食物，色素）時の咽頭・喉頭を観察し，局所の炎症所見や残留，誤嚥があれば異常である DVD▶⓫．

また，先端を喉頭蓋，咽頭壁などに触れて感覚をみることができる．通常は粘膜に先端が触れると逃避か嚥下反射が起こるが，感覚低下では反応が低下する．現在は定性的所見であるが，air pulseを咽頭壁に当てて感覚を定量化して計測する試みが行われている[4]．

評 価

Bastianの文献[5]を参考に，VEとVFの利点と欠点を表2にまとめた．

必要に応じてビデオに録画すると患者，家族やスタッフへの説明が可能となるばかりか，自分で後から見直すときに見落としなどをチェックできる[6]．

表2 VFとVEの比較

	VE	VF
咀嚼，食塊形成	×	◎
奥舌への食塊移送	×	◎
軟口蓋の鼻咽腔閉鎖機能	○	○
喉頭挙上	△	◎
咽頭の蠕動	△	○
喉頭蓋の動き	△	○
声門閉鎖	◎	△
嚥下反射の遅延	○	○
誤嚥	△	◎
咽頭残留	◎	○
食塊通過時間	△	◎
感覚	○	×
輪状咽頭筋開大不全	×	◎
咽頭，喉頭粘膜の状態	◎	×
構造	○	○
食道	×	○
被曝	−	＋
患者の苦痛	△	△
手軽さ	◎	×
摂食時の評価	◎	×
ベッドサイド評価	◎	×
バイオフィードバック	○	○

◎：優，大変よく評価ができる，○：良，評価可能，△：可，不十分ながら評価できる，×：不可，不良，評価不能

文献

1) 日本摂食・嚥下リハビリテーション学会医療検討委員会：「嚥下造影の標準的手順」完成版．日本摂食・嚥下リハビリテーション学会誌，2001；5（2）：166-167.
2) 藤島一郎：脳卒中の摂食・嚥下障害．第2版，医歯薬出版，1998.
3) 藤島一郎：嚥下障害ビデオシリーズ⑦嚥下造影と摂食訓練．医歯薬出版，2001.
4) Aviv JE: Sensory discrimination in the larynx and hypopharynx.Otolaryngol Head Neck Surg 1997；116(3)：331-334.
5) Bastian RW：The videoendoscopic swallowing study: An alternative and partner to the videofluoroscopic swallowing syudy. Dysphagia 1993；8：359-367.
6) 藤島一郎：嚥下障害ビデオシリーズ①嚥下の内視鏡検査．医歯薬出版，1998.
7) 藤島一郎：目でみる嚥下障害 嚥下内視鏡・嚥下造影の所見を中心として．医歯薬出版，2006.

第3章

ナースが行う摂食・嚥下訓練の実際

1 間接訓練

　摂食・嚥下訓練は，間接訓練（基礎訓練）と直接訓練（摂食訓練）に大別される．

　間接訓練とは，食物を用いずに行う訓練で，摂食・嚥下にかかわる器官の働きを改善させることを目的としている．嚥下障害の人全般を対象に行うものである．①摂食していない時期に単独で行う，②直接訓練を開始した時期に平行して行ったり，摂食前訓練として行う，③毎日の基礎運動として行うなど，適宜目的に応じて種目を選択して行う．

　本項では，間接訓練の手技・観察のポイントについて解説する．手技の実際についてはDVDを参照してほしい．

1 のどのアイスマッサージ

POINT
- 凍らせるときは，乾燥防止のためラップ（ビニール袋）で包む．
- じかに容器につけて凍らすと，冷凍後取れなくなるので注意．

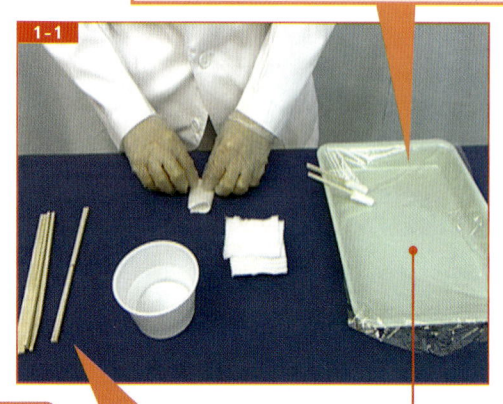

POINT
- 割り箸は，あらかじめはさみで切れ目を入れてから折る．
- 割り箸の折っていない側にカット綿を巻く（直径約1cm）．

POINT
- 水をつけすぎているとアイス棒どうしがくっついて取れないので注意．

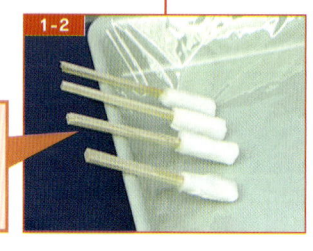

【ねらい】
　嚥下反射を誘発（惹起）させる．

【対象】
- 嚥下障害の人全般
- 特に随意的な空嚥下が惹起されにくい人

【必要物品】
　カット綿（1体あたり7cm×7cm），割り箸，はさみ，コップ（水），トレイ，ラップ（ビニール袋）

【準備】
1. 割り箸を1/2の長さに折る．
2. カット綿を1/2の厚さおよび大きさにする．
3. ②のカット綿を割り箸に巻く．（1-1）
4. 水につける．
5. 軽く水をしぼる．
6. 形を整えながらラップを敷いた容器に並べる．（1-2）
7. トレイごとラップを巻いて冷凍庫で凍らせる．

【方法】
1. 氷水，アイスマッサージ棒（以下アイス棒）を用意する．
2. 口腔内汚染のないことを確認する．
3. 氷水にアイス棒をつける．
4. 滴り落ちない程度まで水を切る．

❺ アイス棒で口唇に触れる．（1-3）
❻ 舌，軟口蓋へと少しずつ触れていく．
❼ 軟口蓋を少し持ち上げ気味に2往復触れる．
❽ 奥舌に触れる．（1-4）
❾ アイス棒を口腔内から出し，空嚥下を指示する．（1-5）
❿ （指で）喉頭の挙上を確認する．
⓫ ❸〜❿を数回繰り返す．

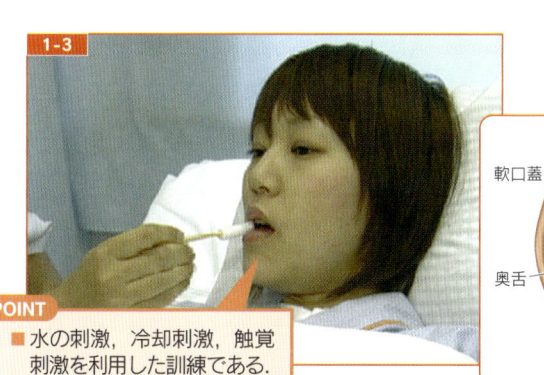

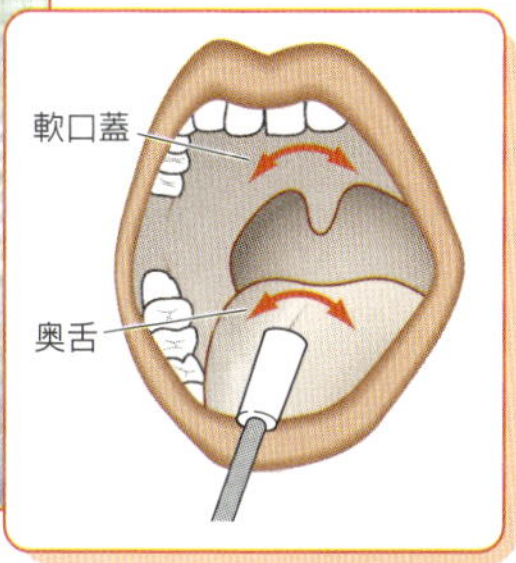

POINT
- 水の刺激，冷却刺激，触覚刺激を利用した訓練である．

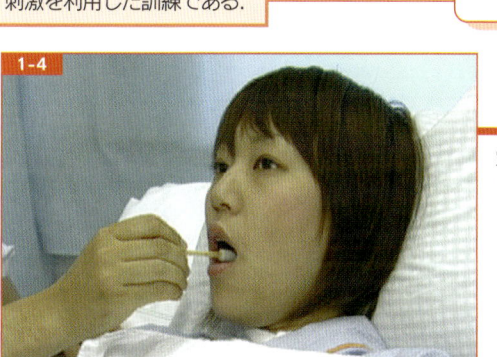

空嚥下をしてもらう

ゴクン

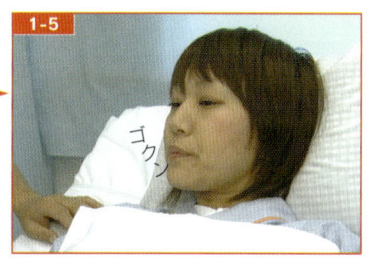

ここがポイント
- 口を開けていられない人，アイス棒を噛んでしまう人は，アイス棒を吸うことによって少量の水を嚥下してもよい．
- 口腔内が乾燥している人は，念入りに行う．
- 「方法」の1ステップごとに声かけをする．

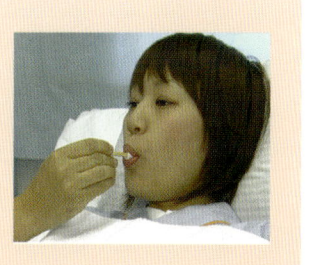

これはやってはダメ
- アイス棒をずっと水に浸しておく．
- 柄の細い折れやすいアイス棒を使用する．
- 汚染されたものをずっと使う．
- 咽頭後壁を無理に触る．
- いきなり口腔内の奥をアイス棒で触れる※．
- 口腔，咽頭に強く触れる※．
- アイス棒に水をつけずに行う．
- アイス棒を凍らさずに行う．
- 噛んだからといってそのまま引き抜く．
- 口腔内が汚染されたまま行う．
- 1カ月以上冷凍したアイス棒を使用する．
  ※迷走神経反射につながる危険がある．

2 嚥下体操 DVD▶ ⓭

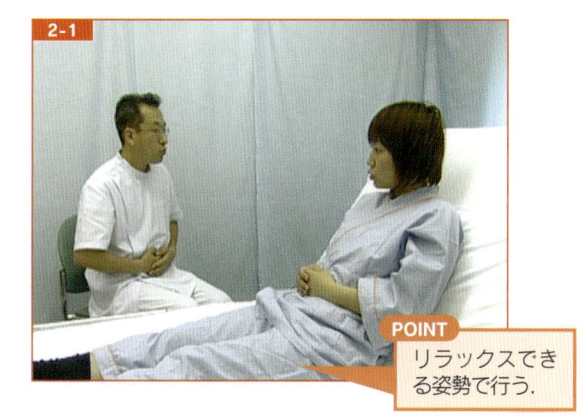

POINT
リラックスできる姿勢で行う．

【ねらい】
摂食前の準備体操．摂食開始直後の誤嚥やむせを軽減させる．

【対象】
嚥下障害の人全般

【必要物品】
パンフレット（p.40参照）

【準備】
❶ あらかじめリラックスできる姿勢を整える（坐位，リクライニング位）．（2-1）

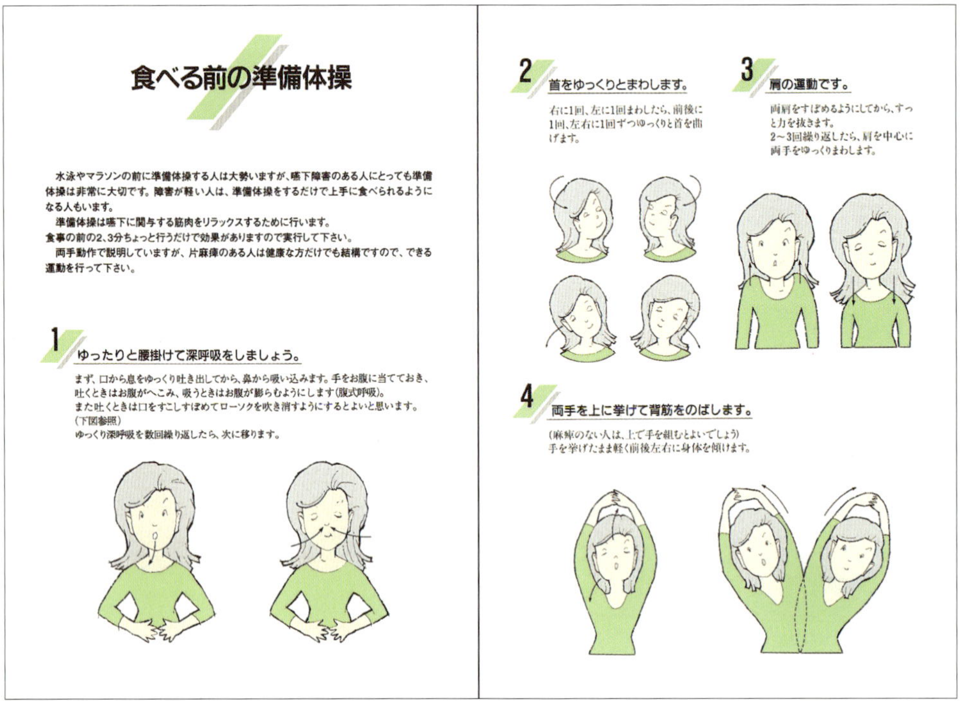

食べる前の準備体操

水泳やマラソンの前に準備体操する人は大勢いますが、嚥下障害のある人にとっても準備体操は非常に大切です。障害が軽い人は、準備体操をするだけで上手に食べられるようになる人もいます。
準備体操は嚥下に関与する筋肉をリラックスするために行います。
食事の前の2、3分ちょっと行うだけで効果がありますので実行して下さい。
両手動作で説明していますが、片麻痺のある人は健康な方だけでも結構ですので、できる運動を行って下さい。

1 ゆったりと腰掛けて深呼吸をしましょう。

まず、口から息をゆっくり吐き出してから、鼻から吸い込みます。手をお腹に当てておき、吐くときはお腹がへこみ、吸うときはお腹が膨らむようにします（腹式呼吸）。
また吐くときは口をすこしすぼめてローソクを吹き消すようにするとよいと思います。
（下図参照）
ゆっくり深呼吸を数回繰り返したら、次に移ります。

2 首をゆっくりとまわします。

右に1回、左に1回まわしたら、前後に1回、左右に1回ずつゆっくりと首を曲げます。

3 肩の運動です。

両肩をすぼめるようにしてから、すっと力を抜きます。
2〜3回繰り返したら、肩を中心に両腕をゆっくりまわします。

4 両手を上に挙げて背筋をのばします。

（麻痺のない人は、上で手を組むとよいでしょう）
手を挙げたまま軽く前後左右に身体を傾けます。

聖隷三方原病院で使用されているパンフレット（一部）

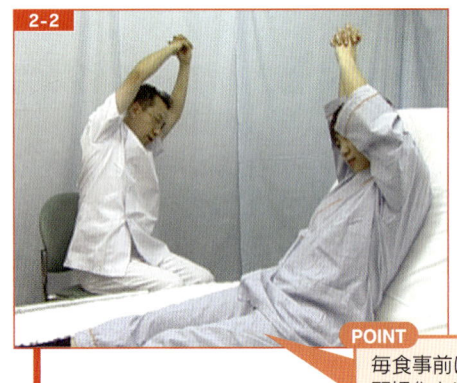

❷ パンフレットを用意する．

【方　法】
❶ 坐位，リクライニング位を整える．
❷ 深呼吸をしてもらう．（パンフレットの1）
❸ 頸部の運動（パンフレットの2）
❹ 肩の運動（パンフレットの3）
❺ 両手を上にあげ，背筋を伸ばす運動．
　（パンフレットの4）（2-2）
❻ 頬の運動（頬をふくらませて-ひっこめる，2〜3回）
❼ 舌の運動（舌で左右の口角を触る．舌を出す・引く，各2〜3回）
❽ 呼気保持（大きく息を吸って，止め，3つ数えて吐く．）
❾ 構音（発音）の練習．（パパパ・ラララ・カカカとゆっくり言う）（2-3）
❿ 深呼吸

POINT
毎食事前に行い，習慣化させる．

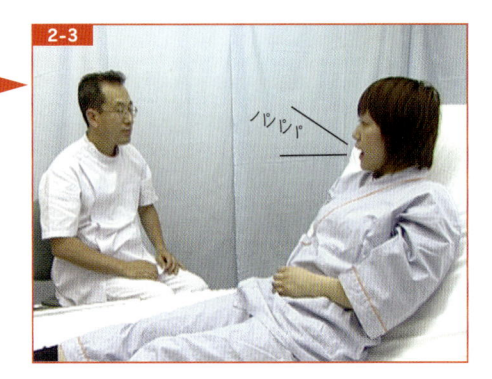

ここがポイント
- 本人の状態に合わせ運動負荷を考える．
- 呼吸，発話，嚥下に使う器官を動かす．
- 1回は3分程度にする．
- 本人のやる気を起こすように配慮する．

これはやってはダメ

- 本人の可動域以上に関節を動かす．
- 疲労するほど行う．
- 本人に無理に行わせる．
- 頸椎症のある人に頸の体操は危険（必ず主治医に確認してから行うこと）．

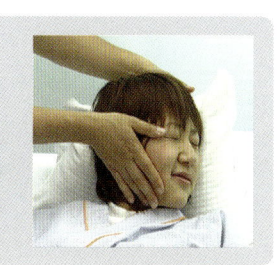

3 pushing ex.（押し運動） DVD▶⑭

POINT　本人のやりやすい姿勢で行う．

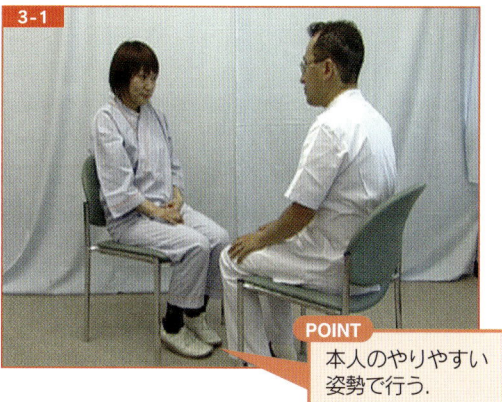

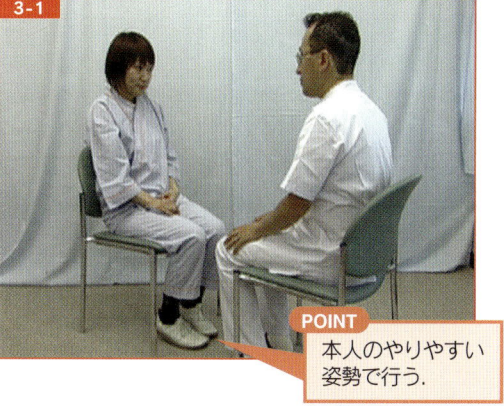

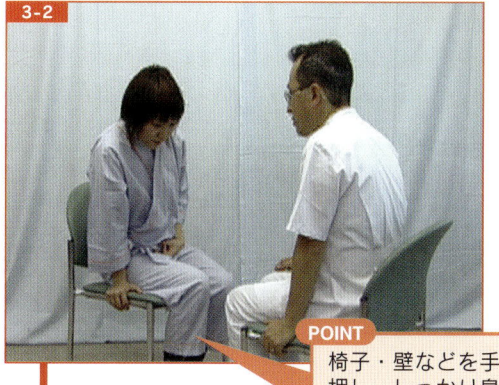

POINT　椅子・壁などを手で押し，しっかり息を止めた後で声を出す．

押すことが難しい人は，物や手を引いてもよい

【ねらい】
　声門閉鎖を強化する．

【対象】
- 気息声の人
- 声門閉鎖不全の人
- 反回神経麻痺の人

【必要物品】
　なし

【準備】
1. 坐位で行う場合は椅子にかける．
2. 臥位で行う場合は押したり，引いたりするものを用意する．

【方法】
1. 坐位，またはリクライニング姿勢をとる．(3-1)
2. 椅子，壁などを手で押す（押すことが難しい場合は引いてもらう）．(3-2)
3. 手で押す，または引くと同時に「えい」，「あー」などの声を出す．(3-3)

これはやってはダメ

- 大きすぎる声を無理に出す．
- 何回も一気に繰り返し行う．
- やりすぎること（痛みが生じるまでやってはいけない）

POINT　2～3回行ったら休憩をとる．

4 head raising ex.（頭部挙上訓練） DVD▶⑮

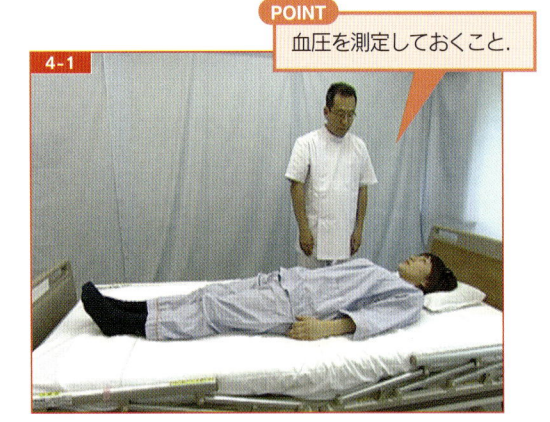

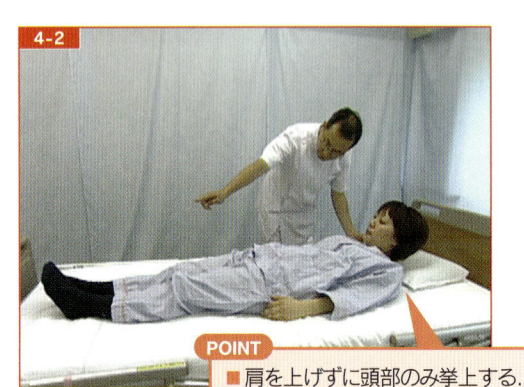

4-1
POINT
血圧を測定しておくこと．

4-2
POINT
- 肩を上げずに頭部のみ挙上する．
- つま先（足先）を見る．

一定時間同じ姿勢を保持する

POINT
- 本人のできる範囲から開始する．
- 本人の体力に合わせて行うこと．

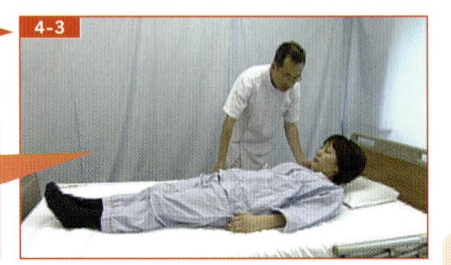

4-3

4-4
POINT
状況に応じて時間や頻度を調整する．

【ねらい】
- 食道入口部を開大させる．
- 前頸筋群（喉頭挙上筋群）の筋力を強化する．

【対象】
- 食道入口部開大不全の人
- 前頸筋群の筋力低下が認められる人

【必要物品】
　なし

【準備】
① あらかじめ臥位の姿勢をとる．
② 血圧を測定する．

【方法】
① 仰臥位をとる．（4-1）
② 頭部のみ挙上し，足先を見る．（4-2）
③ 60秒保持する※．（4-3）
④ 頭部を下ろす．（4-4）
⑤ 60秒休憩する．
⑥ ②〜⑤を3回繰り返す．
⑦ 1秒間隔で挙上する運動（反復挙上）を30回行う．②〜⑦を1クールとする※．
⑧ 1日3クール行う※．

※ 原法を示してあるが，状態に応じて時間や頻度を減らして施行する．筆者らは頭部挙上テストを行い，持続挙上時間，反復挙上回数，そのときのバイタルサインを測定し，最大能力の50〜60%，かつバイタルが大きく変動しない範囲，患者の同意を目安に運動量を決めて実施している．

P ここがポイント
- 頭部挙上訓練で血圧や心拍数が上昇することがあるので，実施する際にはバイタルサインを測定して安全を確認する．

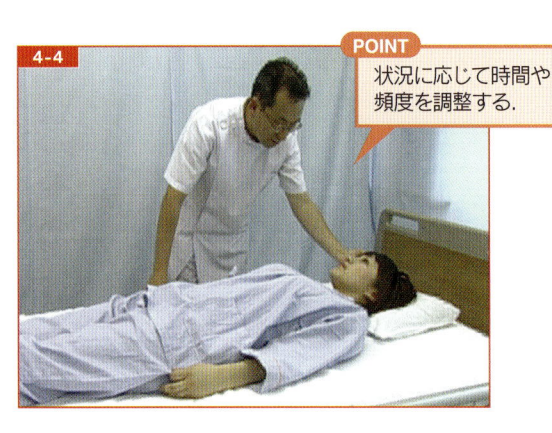

これはやってはダメ
- 頸椎症のある人に無理に行う．
- 可動域制限を無視して行う．
- 本人の様子を無視して，いきなりプロトコールどおりに行う．
- 本人の様子がおかしいにもかかわらず，やり続ける．
- 血圧が20mmHg以上上がる人に行う．

5 息こらえ嚥下の基礎訓練

DVD▶ ⑯

5-1 POINT 食物を使わずに練習する方法であることを理解させる.

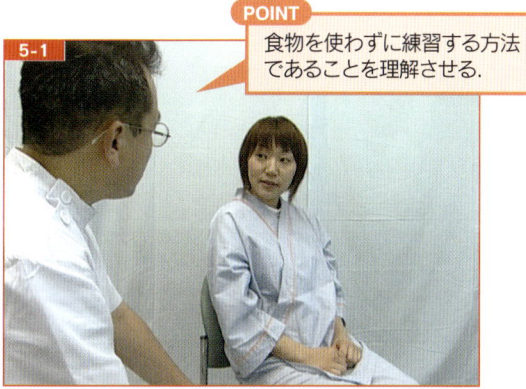

5-2 POINT 鼻から息を吸いしっかりと止める.

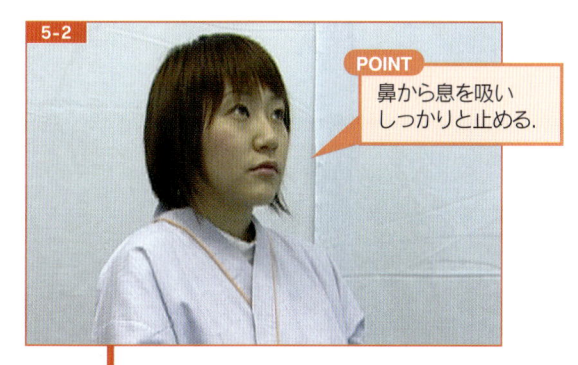

5-3 空嚥下をする　ゴクン

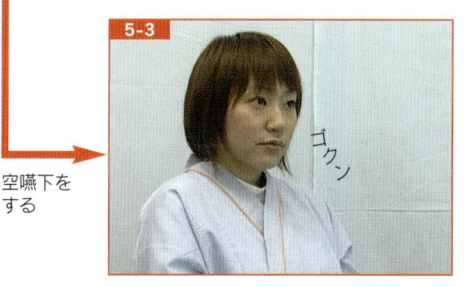

5-4 POINT 呼気は嚥下をした直後,息を吸う前に力強く行う.　ハァ〜〜

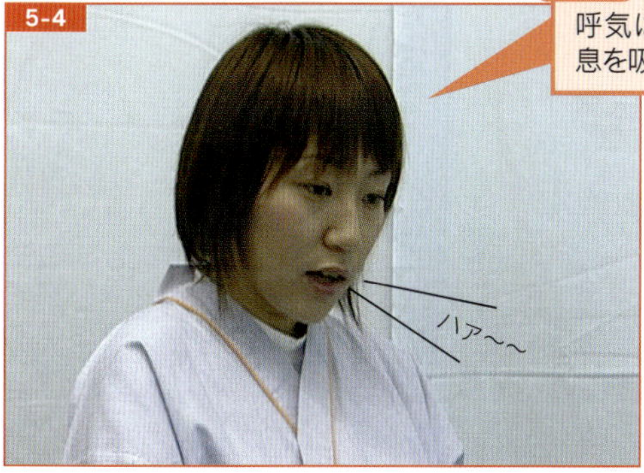

【ねらい】
- 呼吸と嚥下のパターンをコントロールする.
- 嚥下前に声門閉鎖を得る.
- 嚥下後の呼気によって気道に侵入しかかった食塊を出す.

【対　象】
- 誤嚥のある人
- 飲み込むタイミングがうまくいかない人
- 指示を理解できる人

【必要物品】
　スプーン,コップ

【準　備】
　実際には食べずに行う訓練であることをよく説明する.（5-1）

【方　法】
① 鼻から息を吸い（しっかりと）止める.（5-2）
② 空嚥下（5-3）
③ 呼気（口から）（5-4）

ⓟ ここがポイント

- 直接訓練で行うこともある.
- あらかじめ摂食姿勢を想定し,整えた後で本法を行う.
- テンポよく行うが,はじめは1つ1つを区切って練習する.
- 長く行うと呼吸状態に変化があるので注意する.

✋ これはやってはダメ

- 力を入れすぎて息をこらえる※.
- 指示に従えない人に本法を行う.
- 息を止める,呼気ができることを確認せずに行う.
- 本人のペースを無視して行う.

※ バルサルバ手技（法）と同じになるので,あまり力を入れて行うと血圧や脈拍が変動して危険としている論文もある.しかし,筆者らの経験では軽く息をこらえる程度で問題となった例はない.

6 嚥下反射促通手技

DVD▶㉒

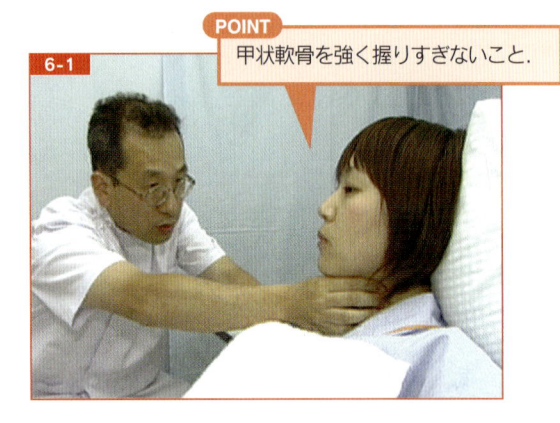

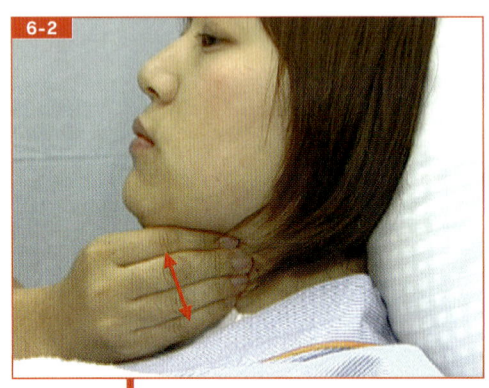

POINT
甲状軟骨を強く握りすぎないこと．

【ねらい】
　嚥下反射を誘発する．

【対　象】
■ 嚥下反射が誘発されにくい人
■ 嚥下反射が連続して誘発されない人

【必要物品】
　なし

【準　備】
　嚥下反射誘発の状況をチェックしておく．

【方　法】
❶ 摂食姿勢をとる．
❷ 甲状軟骨の両脇に指をあてる．（6-1）
❸ 下顎下面に向かって指で皮膚を上下に摩擦する．（6-2）
❹ 下顎下面から甲状軟骨にかけて指で皮膚を摩擦しながら下ろす．（6-3）
❺ 空嚥下するように促す．（6-4）
❻ ❸～❺を繰り返す．

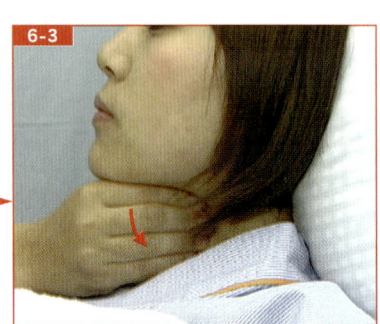

P ここがポイント
● 2回以上空嚥下が連続してできるとよい．
● のどのアイスマッサージと合わせて行うとよい．

✋ これはやってはダメ
● 甲状軟骨を強く握りすぎない．
● 説明をせずにいきなり行う．

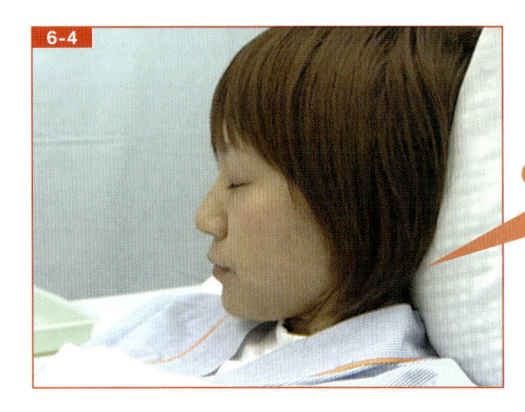

POINT
空嚥下ができるまで繰り返し行う．

1 間接訓練

7 メンデルゾーン手技　DVD▶⑰

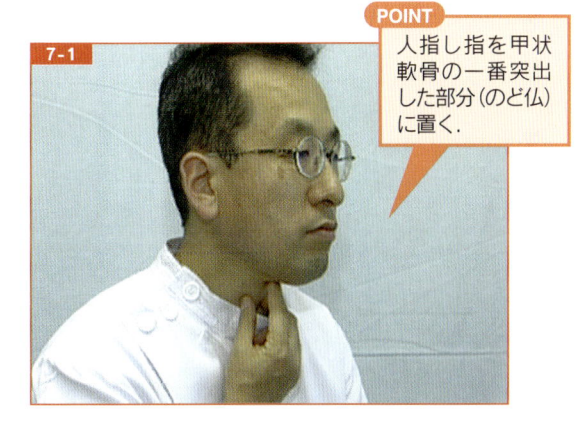

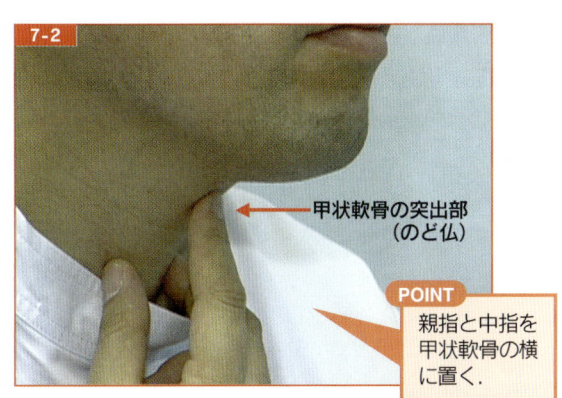

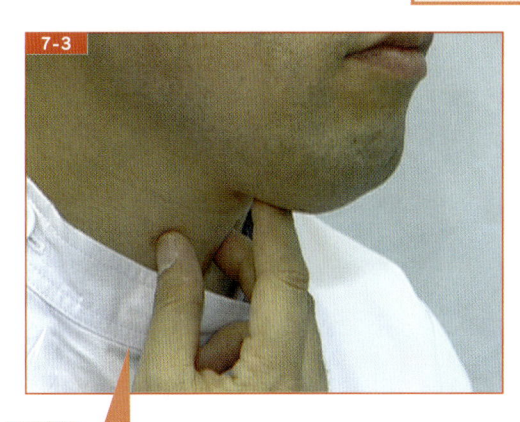

7-1
POINT：人指し指を甲状軟骨の一番突出した部分（のど仏）に置く．

7-2
甲状軟骨の突出部（のど仏）
POINT：親指と中指を甲状軟骨の横に置く．

7-3
POINT：甲状軟骨が挙上している間は呼吸ができないので，苦しくない程度で行うこと．

【ねらい】
喉頭と舌骨を挙上位に保つことで，食道入口部を開大させる．

【対象】
- 食道入口部開大不全の人
- 球麻痺の人
- 指示を理解できる人

【必要物品】
なし

【準備】
坐位またはリクライニング位にする．

【方法】
■ **本人自身が行う場合**
1. 姿勢を整える．
2. 下顎を固定する．（7-1）
3. 甲状軟骨を挙上する（「ここがポイント」参照）．（7-2・3）
4. 数秒間挙上した位置を保つ．
5. リラックスする．

■ **介助にて行う場合**
1. 姿勢を整える．
2. 下顎を固定する．
3. 甲状軟骨を介助者が挙上させる．
4. 数秒間挙上した位置を保つ．
5. 介助している手を甲状軟骨から離す．

Ⓟ ここがポイント
- 苦しくない程度に行う．
- 「ゴクンとして一番のど仏が上がったところで止めましょう」と指示する．
- 甲状軟骨が挙上している間は呼吸ができないことをあらかじめ伝える．

✋ これはやってはダメ
- 苦しいと訴えているにもかかわらず続ける．
- 無理やり行う．
- 理解していないのに行う．

8 皮膚のアイスマッサージ

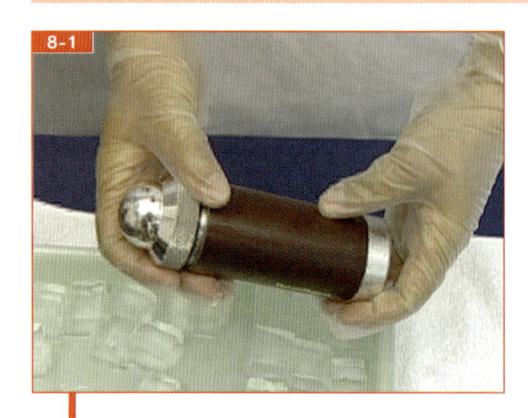

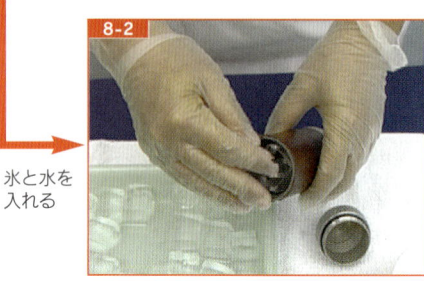

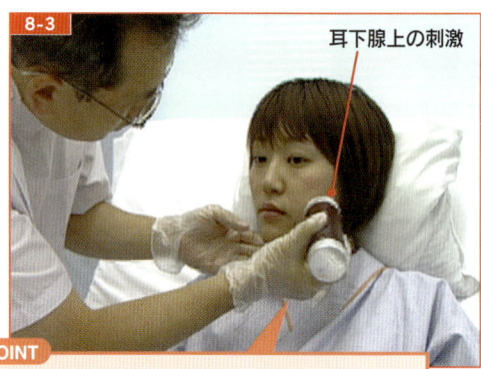

DVD▶⑱

氷と水を入れる

耳下腺上の刺激

POINT
- 皮膚が少し赤くなるまでこする．
- 寒冷刺激に耐えられない人は時間を短くする．

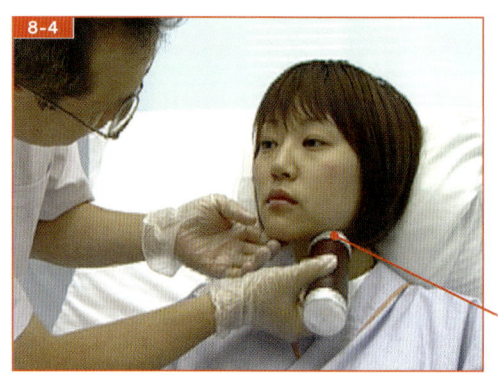

顎下腺上の刺激

【ねらい】
　唾液を減少させる．

【対　象】
- 流涎が多い人
- 口唇が閉じない人
- 絶えず唾液でむせている人
- 仮性球麻痺の人
- 顔面神経麻痺の人

【必要物品】
　寒冷刺激器（8-1），氷，水，（ビニール袋）

【準　備】
① 寒冷刺激器に氷，水を入れる．（8-2）
② 寒冷刺激器がない場合はビニール袋に氷を入れて代用するこも可能．

【方　法】
① 姿勢を整える．
② 寒冷刺激器で，耳下腺，顎下腺などの唾液腺上の皮膚や口唇の周り（口輪筋）をマッサージする．（8-3・4）
③ 1カ所につき10〜15秒間マッサージする．
④ 1クール5〜10分間行う．
⑤ 1日3クール行う．

ⓟ ここがポイント
- 根気よく続ける．
- 2〜3週で効果を確認する．

✋ これはやってはダメ
- 嫌がる人に無理に行う．
- 効果，方法を説明しない．
- やりすぎること（1時間以上同じ所にあてていて凍傷につながった例がある）．

9 ブローイング訓練

DVD▶⑲

【ねらい】
- 鼻咽腔閉鎖不全を改善する．
- 呼吸機能を改善する．
- 口唇閉鎖不全を改善する．

【対　象】
- 鼻咽腔閉鎖不全の人
- 呼吸機能が低下している人
- 口唇閉鎖不全の人

【必要物品】
　コップ，ストロー，水

【準　備】
　コップに水とストローを入れておく．

【方　法】
① 姿勢を整える（できれば坐位）．（9-1）
② 息を吸う．
③ ストローをくわえる，コップの水につける．（9-2）
④ コップの水がブクブクするように息を吐く※．（9-3）

※口すぼめ呼吸（鼻から息を吸って，口をすぼめてゆっくり吐く）も同様の効果がある．
※風車やティッシュなどを使うのもよい．

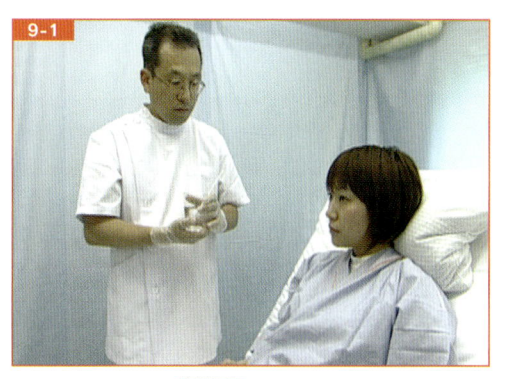

POINT
- 「一気に吹く」，「長く吹く」の両方を行う．
- あらかじめ息を吸ってからストローをくわえる．

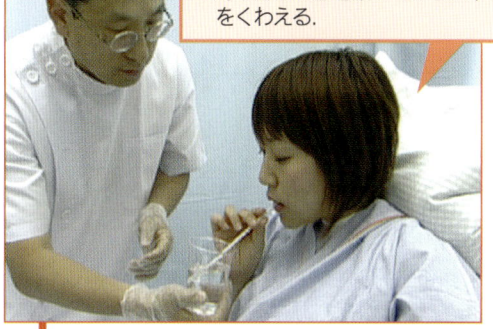

水の深さを変えいろいろな条件で行う

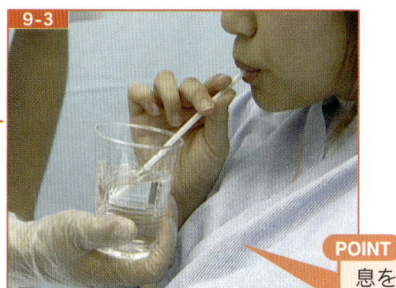

POINT
息を吐き終わったら速やかにストローを離す．

これはやってはダメ
- ストローをくわえながら息を吸う．
- 一度に長時間練習する．

■ 文献
1) 藤島一郎：脳卒中の摂食・嚥下障害．第2版，医歯薬出版，1998．
2) 聖隷三方原病院嚥下チーム：嚥下障害ポケットマニュアル．第2版，医歯薬出版，2003．
3) 金子芳洋，千野直一 監：摂食・嚥下リハビリテーション．医歯薬出版，1998．
4) 日本嚥下障害臨床研究会 監：嚥下障害の臨床 −リハビリテーションの考え方と実際．医歯薬出版，1998．
5) Shaker R. et al：Augmentation of deglutitive upper esophageal sphincter opening in the elderly by exercise. Am J Physiol 1997；G：1518-1522.
6) 小島義次 ほか：麻痺性嚥下障害に対する嚥下反射促通手技臨床的応用．音声言語医学，1995；36：360-364．
7) 藤島一郎：口から食べるQ&A．第3版，中央法規出版，2002．
8) 向井美恵，鎌倉やよい 編：摂食・嚥下障害の理解とケア．学習研究社，2003．
9) 聖隷三方原病院嚥下チーム：嚥下障害ビデオシリーズ ② 仮性球麻痺の嚥下訓練．医歯薬出版，1998．
10) 藤島一郎 編著：よくわかる嚥下障害．永井書店，2001．
11) 加藤順一 監：看護師のための摂食・嚥下アセスメントマニュアル．日総研出版，2003．

2 直接訓練

　直接訓練とは，実際に食物を用いて行う訓練である．誤嚥や窒息などの危険があるため，訓練をする際は医師の管理下でSTやナースが行う必要がある．対象は ① 中等度から重度の嚥下障害患者，② 長期間摂食していなかった人，経管栄養や点滴から経口摂取への切り替えを目指している人，③ 脳卒中で急性期の人など広く行われる．

間接訓練に比べ，実際に食物を食べることで嚥下諸器官がよりバランスよく動くように訓練できる．間接訓練を行ってから直接訓練に入るなど，組み合わせて行うとよい．

　本項では直接訓練の手技・観察ポイントについて解説する．手技の実際についてはDVDを参照してほしい．

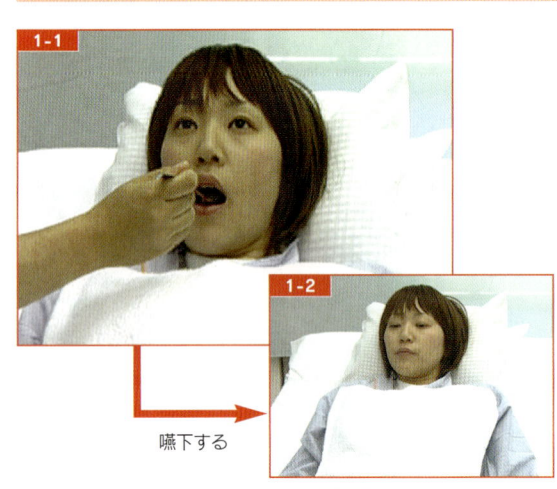

1 横向き嚥下

【ねらい】
- 頸部回旋と反対側の梨状窩の食物残留を減らす（嚥下後回旋）．
- 通過しやすい咽頭側に食物を誘導する（嚥下前回旋）．
- 喉頭蓋谷に食物を残留させない（嚥下前回旋）．

【対　象】
- 咽頭残留が確認された人
- 食事中に声が湿声になる人
- 食事中・食後にむせる人

【方　法】
- **嚥下前回旋**（頸部を45°まで回旋してから，次の動作〈食物を口に入れる，嚥下〉に移る）

① 頸部を回旋する（45°）．
② 食物を口に入れる．
③ 嚥下

- **嚥下後回旋，空嚥下**（食物を口に入れ，嚥下後に頸部を回旋する）

① 食物を口に入れる．（1-1）
② 嚥下（1-2）
③ 頸部を回旋する（45°）．（1-3）
④ 空嚥下（1-4）

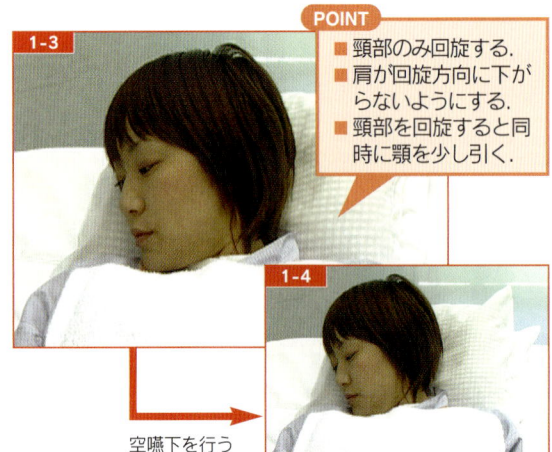

POINT
- 頸部のみ回旋する．
- 肩が回旋方向に下がらないようにする．
- 頸部を回旋すると同時に顎を少し引く．

2 直接訓練

P ここがポイント
- 自ら回旋できない場合は，頬に手を添えゆっくり回旋を介助する．
- 介助するときは声かけをしてから行う．
- あらかじめ頸部の可動域制限がないことを確認しておく．

これはやってはダメ
- 無理やり回旋させる．
- 回旋している途中で次の動作を行う．
- 頸部伸展の姿勢で行う．
- 頸部回旋方向に肩が下がる．
- 声かけせずにいきなり介助する．

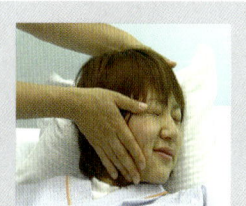

2 交互嚥下

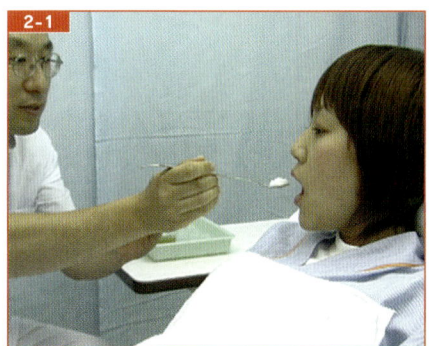

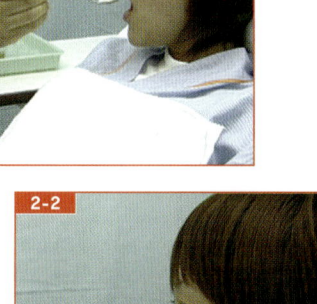

DVD▶㉑

【ねらい】
嚥下後，違う物性の食物を摂取することで嚥下反射を促し，咽頭に残留した食物を減らす．

【対　象】
- 咽頭残留が確認された人
- 空嚥下がしにくい人
- 食事中に声が湿声になる人
- 食事中・食後にむせる人

【方　法】
❶ 食物を口に入れる．（2-1）
❷ 嚥下（2-2）
❸ ❶とは違う物性の食物を口に入れる．（2-3）
❹ 嚥下

（2-1 → 2-2：嚥下する／ゴクン）

P ここがポイント
- 通常ゼラチンゼリーを2回目に摂取すると，より効率的に食物残留が除去できる．
- 水を2回目に摂取する場合はごく少量にする．

これはやってはダメ
- 誤嚥すると予想される食物を2回目に摂取させる．
- 2回目に水を多量に摂取させる．
- 1回目より2回目に摂取する食品の1口量を増やす．
- 嚥下反射が惹起されにくい食物を2回目に使用する．

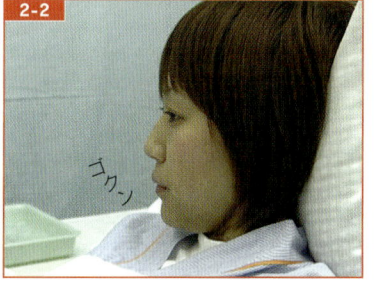

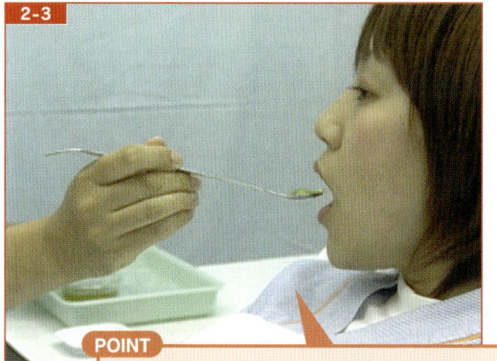

POINT
- 2回目に摂取する食物は最初に摂取した食物よりも難易度の低いものにする．
- あらかじめ2回目に摂取する食物で確実に嚥下反射が惹起されることを確認しておく．
- 2回目に摂取する食物は若干最初の食物より1口量を少なくする．

3 複数回嚥下

DVD▶㉒

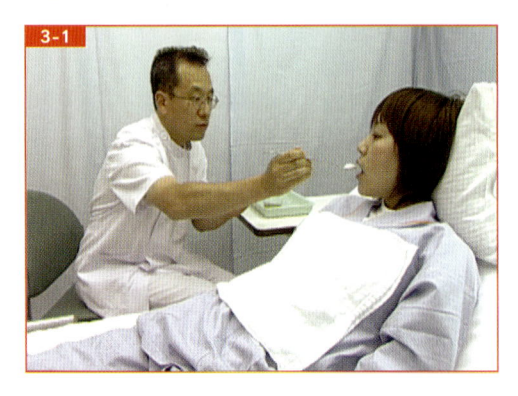

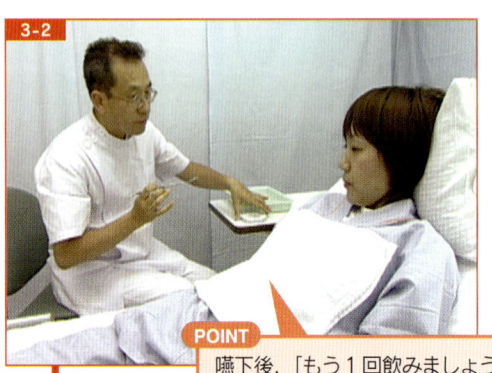

【ねらい】
嚥下後に1回以上空嚥下をすることで、咽頭の食物残留を減らす。

【対象】
- 咽頭残留が確認された人
- 食事中に声が湿声になる人
- 食事中・食後にむせる人

【方法】
1. 食物を口に入れる．（3-1）
2. 嚥下（3-2）
3. 空嚥下（咳払い）（3-3）

ここがポイント
- あらかじめ空嚥下ができることを確認しておく．
- 1口で嚥下できる量を摂取し、それでも咽頭残留がある場合に行う．
- 嚥下後、横向き嚥下を併用するとよい．

これはやってはダメ
- 空嚥下できない人に無理に使用する．
- 空嚥下を4回、5回と繰り返すと呼吸が苦しくなることもあるので注意する．

POINT
嚥下後、「もう1回飲みましょう」、「おまけのゴクンをしましょう」などの声かけをするとよい．

空嚥下を行う

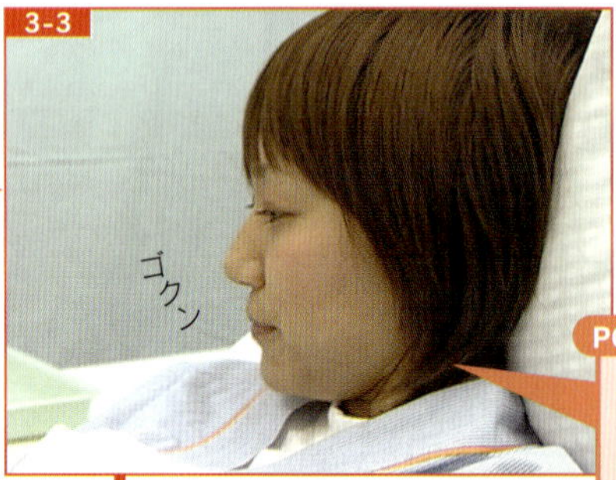

POINT
- 空嚥下の前に軽く咳払いを行ってもよい．
- 確実に空嚥下できたことを確認する．

空嚥下がしにくい場合には、嚥下反射促通手技（3-4）、のどのアイスマッサージ（p.38）、K-point刺激法（p.54）などを併用する

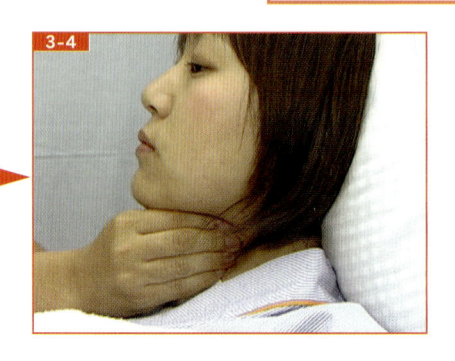

4 一側嚥下

4-1 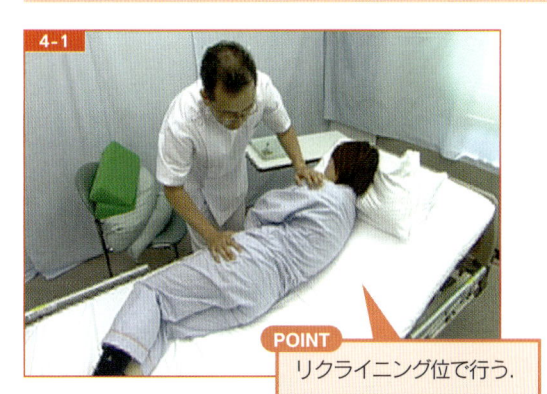
POINT
リクライニング位で行う.

4-2 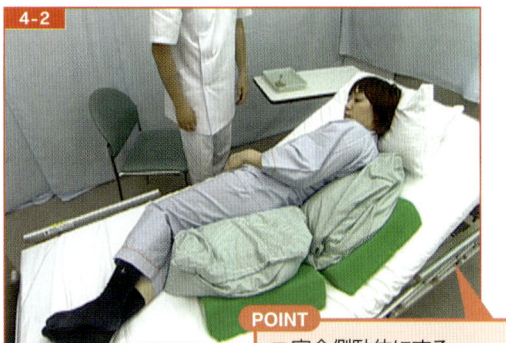
頭部を回旋させる
POINT
- 完全側臥位にする.
- 自力で側臥位姿勢がとれない人は介助する.
- 肩,腰には必ず枕をあてる.

4-3 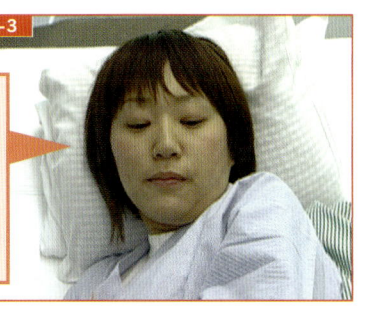
POINT
- 上になっている肩に顎がつくくらいまで頸部を回旋する.
- 頸部回旋時に体幹が傾かないようにする.

4-4

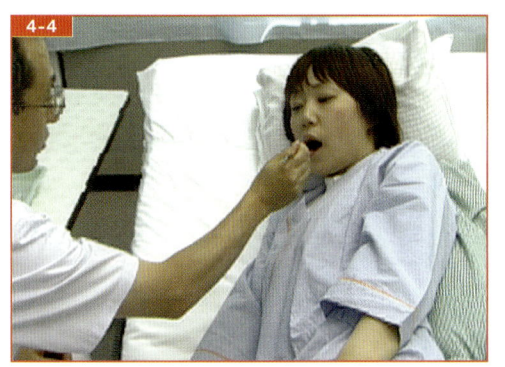

【ねらい】
- 一側の咽頭（健側,動きがよい側）のみを食物通過させ,確実な咽頭通過をさせる.
- 通過の悪い咽頭側に食物を残留させない.

【対　象】
- 左右どちらかの咽頭をまったく食物が通過しない人
- 球麻痺の人（特に,ワレンベルグ症候群）
- 一側性咽頭・喉頭麻痺の人

【方　法】
1. 姿勢をリクライニング位にする.
2. 通過のよい咽頭側を下に完全側臥位をとる.（4-1）
3. 肩,腰に枕をあてる.（4-2）
4. 下にした咽頭側と反対に頸部を回旋する※.（4-3）
5. しっかり顎を引く.
6. 食物を口に入れる.（4-4）
7. 嚥下

※頸部を回旋させなくても通過がよい場合もある.

ここがポイント
- 検査にてあらかじめ咽頭不通過側を確認することが望ましい.
- 一側の咽頭通過が可能なことを確認しておく（VFまたはVE）.
- 特殊な摂食姿勢のため,ときどき休憩する.
- あらかじめ効果を説明すると受け入れられやすい.
- 下になっている肩や頸部の痛みを訴えたらすぐに休憩をとる.

これはやってはダメ
- 咽頭不通過側を確認せずに本法を導入する.
- 無理に頸部を回旋させる.
- 頸部伸展のまま摂食する.
- 本人の同意がないにもかかわらず本法を導入する（摂食する人の協力が必要）.
- 本人が痛みを訴えているにもかかわらず継続する（休憩をとらない）.

5 嚥下の意識化

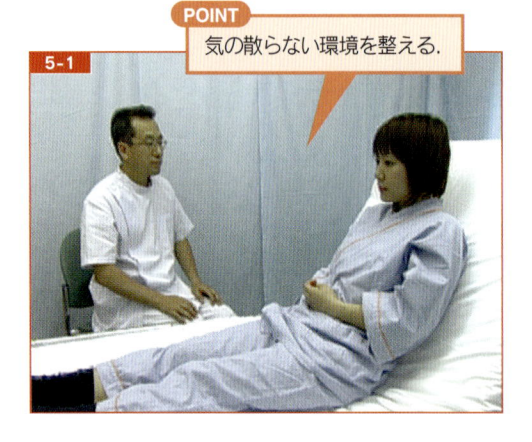

POINT 気の散らない環境を整える．

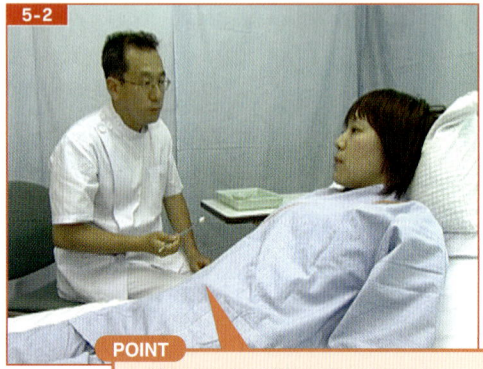

POINT
- 適切なときに適切な声かけをする．
- 「ゴクン」や「飲んで」などの声かけは本人がよく反応する言葉を選んで行う．欧米人には「swallow」という．

【ねらい】
ふだんの無意識の嚥下を「意識化する」ことで，誤嚥や咽頭残留を防ぐ．

【対象】
- 仮性球麻痺の人
- 特に水分のみむせる人
- 送り込みと嚥下にタイミングのずれのある人

【方法】
① 気の散らない環境を整える．(5-1)
② 食物を口に入れる．
③ 「しっかり飲み込んで」，「気合を入れて」などの声かけをする．(5-2)
④ 嚥下

これはやってはダメ
- 介護者が声をかけすぎて気を散らしてしまう．
- 適切な食物形態，1口量，姿勢を無視して本法のみを行う．
- 摂食に集中できる環境を設定せずに本法のみを行う．

6 息こらえ嚥下 (p.43 基礎訓練参照) DVD▶24

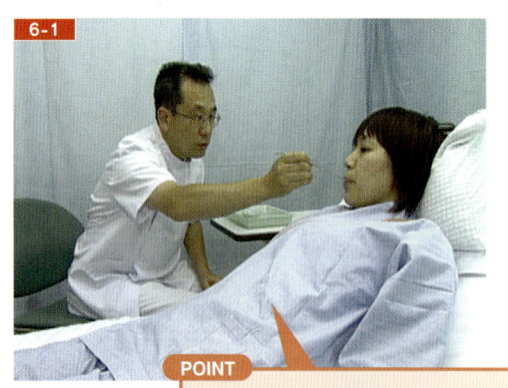

POINT
- 長く息を止められない人
  → 「先に食物を含む方法」を行う．
- 口の中に食物をとどめておけない人
  → 「先に息を吸う方法」を行う．

【ねらい】
- 呼吸と嚥下のパターンをコントロールすることで誤嚥を防ぐ．
- 嚥下前に声門閉鎖を得ることで，誤嚥を防ぐ．
- 嚥下後の呼気によって気道に侵入しかかった食塊を出す．

【対象】
- 誤嚥のある人
- 息止めできる人
- 指示がよく理解できる人

2　直接訓練

6-2 POINT　息は鼻から吸い，しっかりと止める．

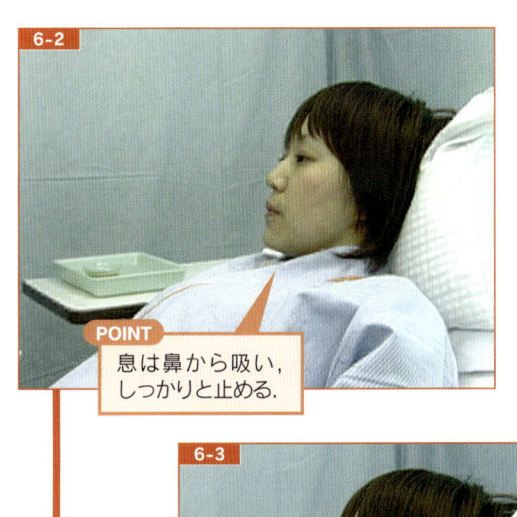

6-3　嚥下をする　ゴクン　POINT　嚥下前は食物を口の中にしっかりとどめておく．

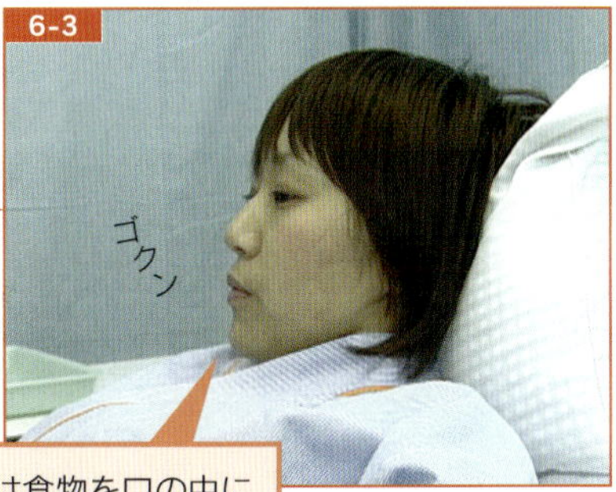

6-4　ハァ〜〜　POINT　呼気は嚥下をした直後，力強く行う．

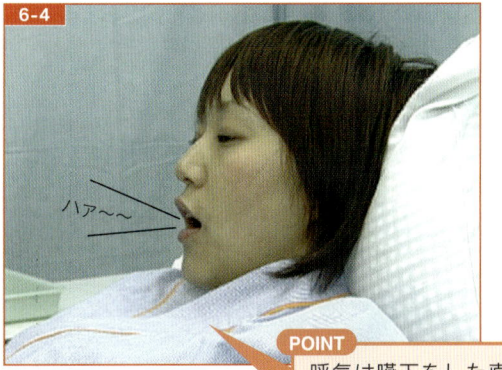

【方　法】

■ **先に食物を含む方法**
① 食物を口に含む．（6-1）
② 鼻から息を吸いしっかり止める．（6-2）
③ 嚥下（6-3）
④ 呼気（口から）（6-4）

■ **先に息を吸う方法**
① 鼻から息を吸いしっかり止める．
② 食物を口に含む．
③ 嚥下
④ 呼気（口から）

P ここがポイント

- あらかじめ摂食姿勢を整えた後で本法を行う．
- 適切な食物形態，1口量で行う．
- テンポよく行う．
- あらかじめ食物を使わずに練習しておく（p.43参照）．

これはやってはダメ

- 1つ1つの動作を過度にゆっくり行う．
- 不適切な食物形態，1口量，姿勢で行う．
- 指示に従えない人に本法を行う．
- 「先に食物を含む方法」と「先に息を吸う方法」の対象を見極めずに行う．
- （基礎訓練で）練習せずにいきなり行う．
- 息を止める，呼気ができることを確認せずに行う．
- 本人のペースを無視して行う．

7 K-point 刺激法[1]

【ねらい】
- 咬反射のために開口できない人に対して開口させる．
- 嚥下反射を誘発する．

【対象】
- 咬反射のために，食物摂取時や口腔ケア時に開口できない人
- 嚥下反射が誘発されない人
- 食物を口の中に含んだまま送り込まない人

【方法】
1. 摂食姿勢を整える．（7-1）
2. 少しでも歯間に隙間がある場合は，スプーンの角などで臼後三角後縁のやや後方内側面（K-point）を触刺激する（図1）．（7-2）
3. 開口したら食物を口腔内に入れる．
4. 触刺激をやめる．
5. 咀嚼様運動に続いて嚥下（自動的に）．

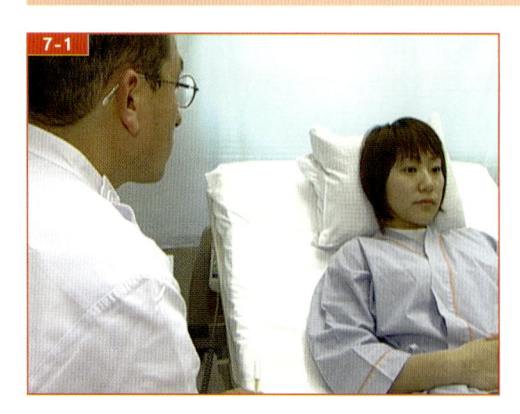

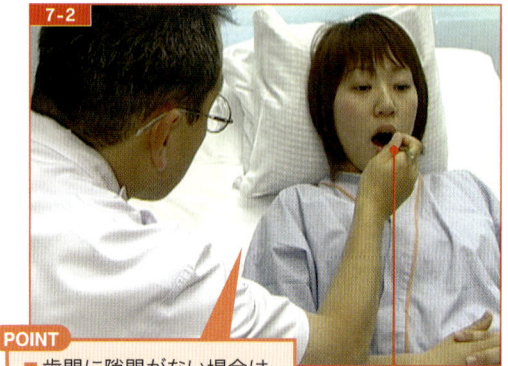

POINT
- 歯間に隙間がない場合は，頬の内側と歯列の間を通って臼後三角後縁のやや後方内側面（K-point）を圧迫刺激する．
- 食物を口腔内に入れたらすばやく圧迫刺激をやめる．

ここがポイント
- 有効な症例では触刺激をしている間中，開口している．
- 咀嚼様運動が起こるか確認する．
- 触刺激は軽く行う．
- 咀嚼しなくてもよい食物形態のものを使用する．
- 歯間に入れる場合は噛まれないように注意を払う．

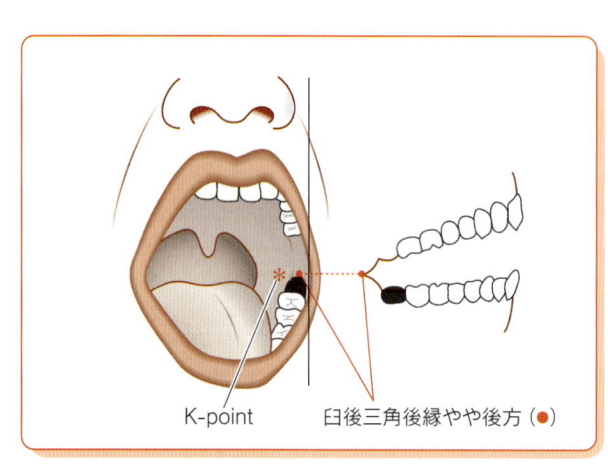

これはやってはダメ
- 無理やり開口させようとする．
- 強い圧迫刺激を加える．
- 先端の鋭敏な物で刺激する．
- 誤嚥しても続ける．
- 歯間に指を入れる．
- 咀嚼を必要とする固形の食物を使用する．
- 不適切な摂食姿勢，食物形態，1口量での摂食を行う．
- 食物を口腔内に入れた後，長く触刺激を続ける．

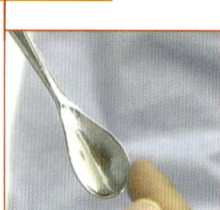

図1　K-point の位置[1]
K-point　　臼後三角後縁やや後方（●）

8 摂食時の姿勢

DVD▶㉖

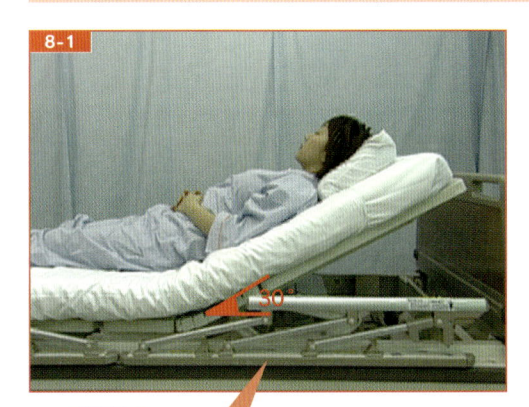

[8-1]

POINT
- 問題点を補うという考え方で姿勢を選択する．
- 食事介助か自力摂取かを考慮する．
- できるだけリラックスできる姿勢を選択する．

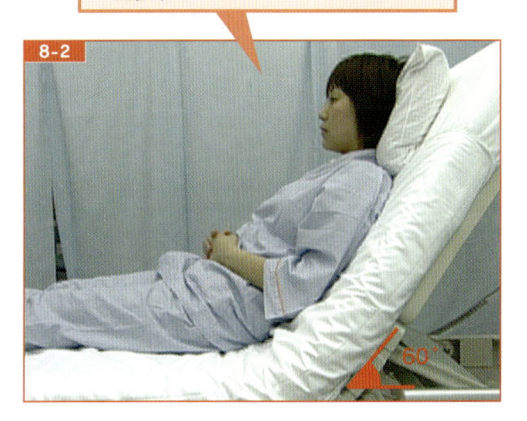

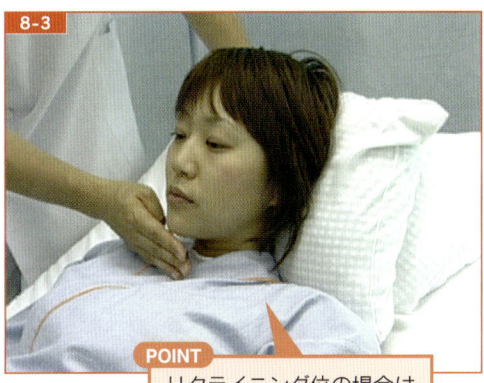

[8-2]

[8-3]

POINT
リクライニング位の場合は頸部前屈にすること．

【ねらい】
- 適切な姿勢によって誤嚥を防止する．
- 適切な姿勢によって摂食量を確保する．
- 適切な姿勢によって胃食道逆流，食道内逆流を防止する．

【対象】
- すべての嚥下障害の人
- 体力低下のある人

【方法】
❶ 口腔期，咽頭期，食道期のいずれに問題があるかを知る．
❷ 問題点を補う姿勢を選択する．（8-1・2）
❸ 選択した姿勢で摂食する．

🅟 ここがポイント
- 明確な問題点を探る．
- リクライニング位を選択した場合は，必ず頸部前屈にする．（8-3）
- 疲労を考慮する．

✋ これはやってはダメ
- 咽頭への送り込みができない人に前傾姿勢で摂食させる．
- 頸部伸展位で摂食する．
- 頸部前屈の際，顎を引きすぎる．
- 顔面神経麻痺のある人に坐位または前傾姿勢で摂食させる．
- 平らに寝た状態（完全仰臥位）で摂食する．
- 食後すぐに臥位になる．
- 自力摂食のために嚥下機能を考慮せず（むせていても）に坐位で摂食させる．

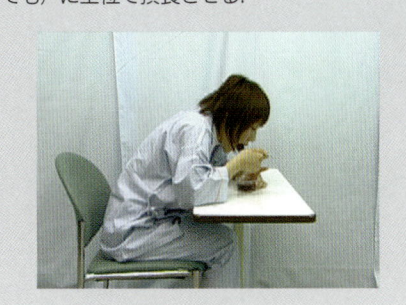

9 スライス法

POINT
まずはゼリーを半分になるように切る.

スライス型にすくう

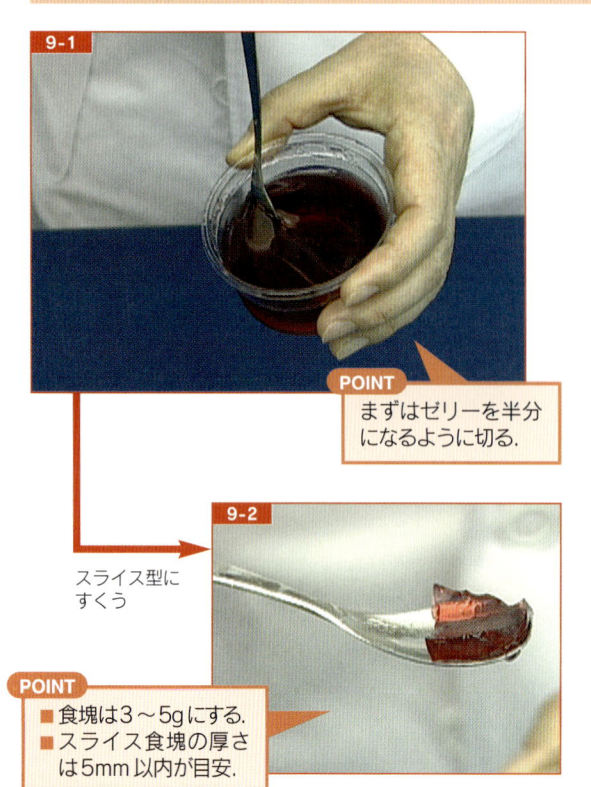

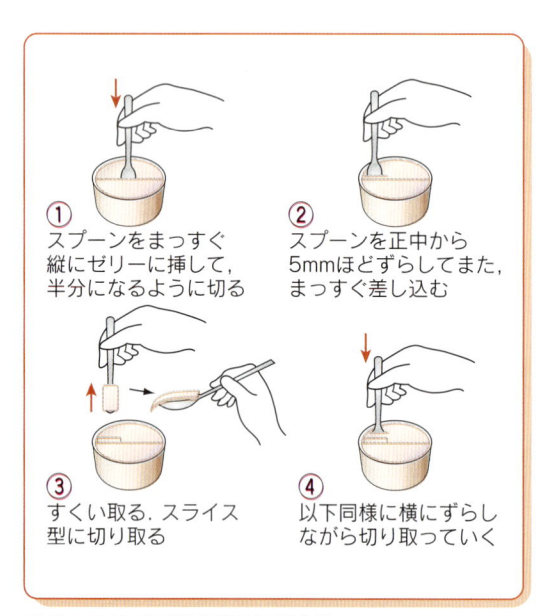

POINT
- 食塊は3～5gにする.
- スライス食塊の厚さは5mm以内が目安.

①スプーンをまっすぐ縦にゼリーに挿して,半分になるように切る
②スプーンを正中から5mmほどずらしてまた,まっすぐ差し込む
③すくい取る.スライス型に切り取る
④以下同様に横にずらしながら切り取っていく

図2 スライス型食塊の取り方[2)]

【ねらい】
- スライス型食塊にすることで口腔・咽頭通過をしやすくする.
- 食塊を梨状窩にとどめ,嚥下反射惹起までに時間を要する人の誤嚥を防ぐ.
- スライス型食塊を丸のみすることで咽頭残留,誤嚥を防ぐ.

【対 象】
- 咀嚼できずに丸のみで食事を摂取する人
- ゼリー類を主に摂取する人
- 嚥下反射惹起までに時間を要する人
- 食塊形成困難,咽頭残留のある人

【方 法】
① 摂食姿勢を整える.
② スライス型に食物をすくう(**図2**).(9-1・2)
③ 食物を口に入れ,奥舌の上にのせる.
④ 嚥下(丸のみ)

ここがポイント
- ゼリータイプの食品を用いる.
- リクライニング姿勢で行う.
- 基本的には咀嚼をせずに丸のみする.
- 食塊は奥舌の上にのせる.
- 他のテクニックと併せて行うと効果的.
- 小さく平たいスプーン(Kスプーンなど)を用いる(p.94参照).

これはやってはダメ
- 硬い食品を用いる.
- 食塊を大きくする.
- 咀嚼する.
- スライス食塊の厚さを5mm以上にする.
- 適切な摂食姿勢,1口量,摂食方法,食物形態を考慮せずに本法のみを行う.

10 1口量

10-1

スライス型食塊
山型食塊

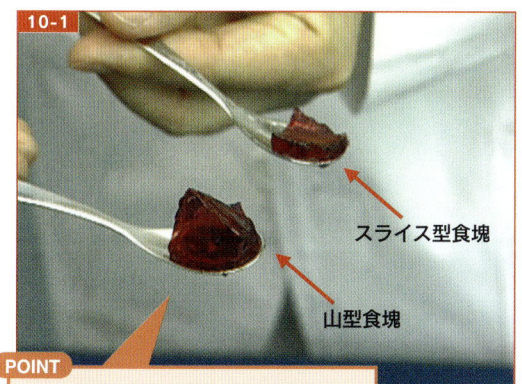

POINT
- 1口量は多すぎても,少なすぎてもいけない.
- 写真などで誰にでもわかるように方法を伝達するよう配慮する.
- 山型食塊は残留しやすく,誤嚥もしやすい.

【ねらい】
- 適切な1口量によって誤嚥を減らす.
- 適切な1口量によって咽頭残留を減らす.

【対 象】
嚥下障害すべての人

【方 法】
① 適切な1口量,不適切な1口量を把握する.(10-1)
② 適切な1口量を選択(多くの人は3〜5g)する.
③ 毎回,同量を1口ごとに摂取する.

ここがポイント
- 1回嚥下した後,口の中(舌の上)に残留している場合は1口量が多いと判断する.
- 1口ごとに同量を摂取する.
- むせる,湿声になるなどの場合は1口量の変更を考慮する.

これはやってはダメ
- 適切な1口量を把握せずにおおよそで行う.
- むせる,湿声になるなどの場合にも1口量をまったく考慮しない.
- 5g以上,または1g以下にする.
- 毎回1口量が変わる.
- 食事ごとに1口量が変わる.
- 介助者によって1口量が変わる.

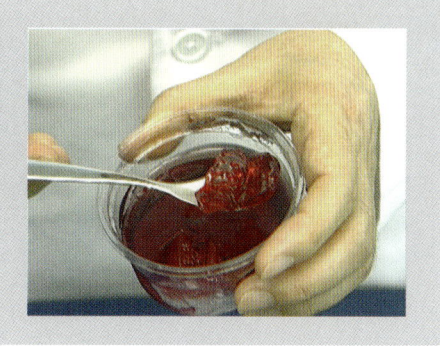

11 食事介助

11-1

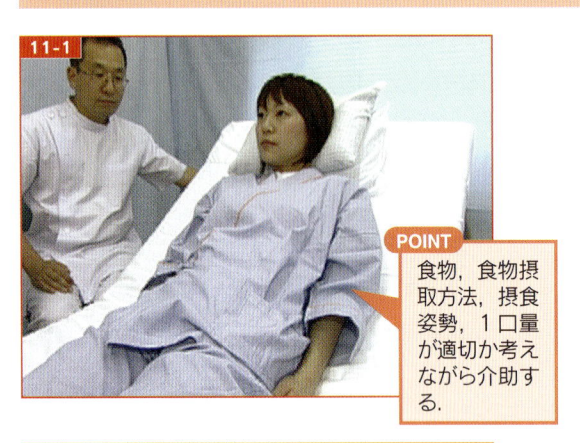

POINT
食物，食物摂取方法，摂食姿勢，1口量が適切か考えながら介助する．

11-2

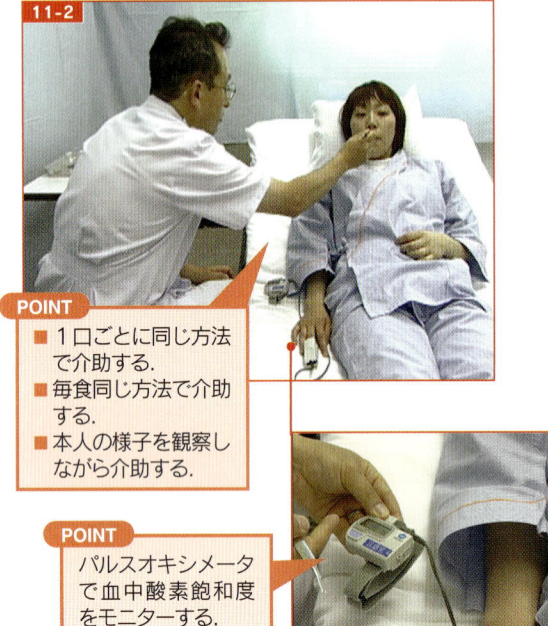

POINT
- 1口ごとに同じ方法で介助する．
- 毎食同じ方法で介助する．
- 本人の様子を観察しながら介助する．

POINT
パルスオキシメータで血中酸素飽和度をモニターする．

【ねらい】
- 適切な食物摂取方法，ペースを守ることで誤嚥を防ぐ．
- 適切に食物摂取することで摂食量を確保する．
- 本人の状態を把握（モニタリング）することでリスク管理を行う．
- 提供されている食物，食物摂取方法，摂食姿勢，1口量が適切かアセスメントする．
- 自力摂取できない人の摂食量を確保する．

【対象】
- 食物を自力摂取できない人
- 自力摂取できるものの，食事動作困難で摂食量が確保できない人
- 摂食状況を把握，アセスメントを要する人
- 適切な食物摂食方法やペースを守れない人

【方法】
1. 嚥下準備（口腔ケア〈p.104〉，嚥下体操〈p.39〉など）をする．
2. 適切な摂食姿勢を整える．（11-1）
3. 適切な食物摂取方法とペースで食事介助を行う．（11-2）
4. 口腔ケアを行う．

これはやってはダメ
- 毎回，毎食違う方法で食事を介助する．
- 速すぎるペースで行う．
- 不適切な1口量で行う．
- 本人を観察せずに介助する．
- 食事の途中で介助者が頻繁に変わる．

■ 文献
1) Kojima C. et. al. : Jaw opening and swallow triggering method for bilateral-brain damaged patients: K-point stimulation. Dysphagia 2002；17：273-277.
2) 聖隷三方原病院嚥下チーム：嚥下障害ポケットマニュアル．第2版，医歯薬出版，2003．
3) 藤島一郎：脳卒中の摂食・嚥下障害．第2版．医歯薬出版，1998．
4) 金子芳洋，千野直一 監：摂食・嚥下リハビリテーション．医歯薬出版，1998．
5) 日本嚥下障害臨床研究会 監：嚥下障害の臨床―リハビリテーションの考え方と実際．医歯薬出版，1998．
6) 向井美惠，鎌倉やよい 編：摂食・嚥下障害の理解とケア．学習研究社，2003．
7) 藤島一郎，藤谷順子 編著：嚥下リハビリテーションと口腔ケア．メジカルフレンド社，2001．
8) 田中靖代 編：看護・介護のための摂食・嚥下リハビリ．日本看護協会出版会，2001．
9) 聖隷三方原病院嚥下チーム：嚥下障害ビデオシリーズ ③ 球麻痺患者に対する嚥下訓練．医歯薬出版，1998．
10) 聖隷三方原病院嚥下チーム：嚥下障害ビデオシリーズ ② 仮性球麻痺の嚥下訓練．医歯薬出版，1998．
11) 前田広士 ほか：ゼラチンゼリーのスライス型食塊を用いる摂食訓練．日本摂食・嚥下リハビリテーション学会誌，1999；3（2）：94．

3 補助栄養

摂食・嚥下障害患者の多くは経口摂取量が不十分で，補助栄養が必要になる．

経管栄養法は消化管を通じて消化・吸収されるため生理的で腸管の廃用性の機能低下を防ぐことができる．

経管栄養に際しては対象者の苦痛が最も少なく，かつ嚥下訓練を進めるときにも有効な方法を選択する．

経鼻胃経管栄養

鼻から挿入した胃チューブを胃内に留置して栄養剤を注入する方法で，簡便のため，広く行われている．

対象者は常に胃チューブの違和感があり，鼻腔や咽頭が汚染されやすい．また，太い胃チューブや咽頭で交差した胃チューブが喉頭蓋の動きを障害することもある．

【必要物品】（写真1）

① 膿盆，② 潤滑油，③ 20mℓディスポーザブル注入器，④ ガイドワイヤー（必要時），⑤ 温めた流動食と白湯，⑥ イリゲーター，⑦ 聴診器，⑧ 絆創膏とはさみ，⑨ 胃チューブ（8～14Frの細くて柔らかいもの），⑩ 栄養点滴セット[※]，⑪ ディスポーザブル手袋，⑫ 綿棒

※ 経管栄養専用の注入器具がセットで商品化されている（JMS点滴栄養セット®）．

【方　法】

❶ 鼻腔を清潔にする．
　→必要に応じて，吸入や吸引を行い咽頭も清潔にしておく．
❷ 姿勢は30°半坐位で，頭部に枕をかい，頸部の筋肉の緊張をとり，リラックスした姿勢をとる．
❸ 胃チューブ挿入前に胃までの長さを確認して

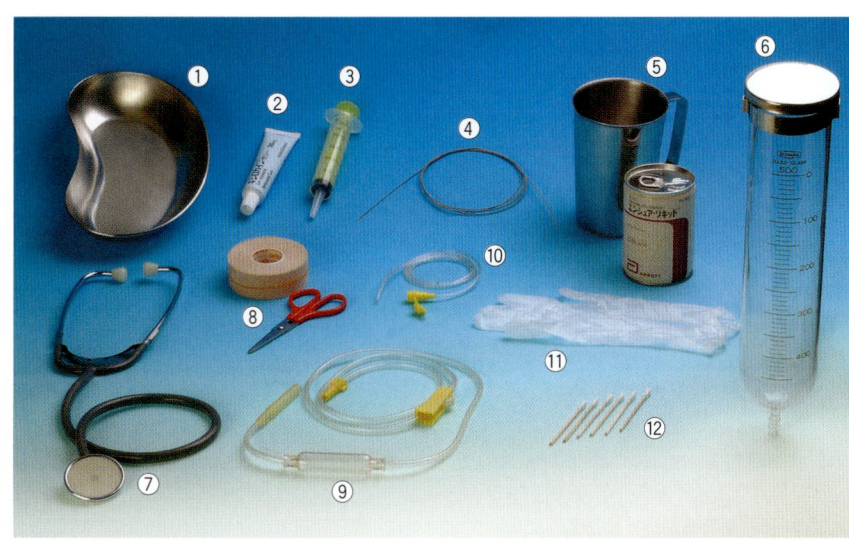

① 膿盆
② 潤滑油
③ 20mℓディスポーザブル注入器
④ ガイドワイヤー（必要時）
⑤ 温めた流動食と白湯
⑥ イリゲーター
⑦ 聴診器
⑧ 絆創膏とはさみ
⑨ 胃チューブ（8～14Frの細くて柔らかいもの）
⑩ 栄養点滴セット
⑪ ディスポーザブル手袋
⑫ 綿棒

写真1　経鼻胃経管栄養に必要な物品

おく．
→鼻の先端から耳朶までと耳朶から剣状突起までの距離を目安にする．

❹ 胃チューブの先端に潤滑油をぬり，滑りをよくして粘膜の損傷を避ける．
→柔らかい素材の胃チューブで挿入しにくい場合は，ガイドワイヤーを利用する．その際は，胃チューブの先端からガイドワイヤーが出ないように注意する．

> 🖐 **これはやってはダメ**
> 胃チューブの挿入が困難だからといって安易に太くて硬いチューブにしない．太いチューブでは鼻腔・咽頭に与える悪影響を考慮する必要がある．

❺ 胃チューブを鼻腔から挿入する．
→挿入する鼻腔と反対側に顔を向け，頭部を突出した姿位（においを嗅ぐときのような）にして挿入する．

> 📍 **ここがポイント**
> 胃チューブが喉頭蓋にあたらないように挿入するには，挿入した鼻腔側とは反対側に頸部回旋した姿勢にする．
> 留置された胃チューブが喉頭蓋にあたっていると，嚥下時に喉頭蓋が反転しにくく，唾液などを誤嚥する危険が高くなる．

❻ 咽頭に達したら頭部を軽い前屈位にして唾液を嚥下してもらう．
→嚥下に合わせて胃チューブを押し進める．気管に誤挿入されやすいため，頸部を伸展位にはしない．

❼ 胃まで挿入したら，聴診器を胃部にあてる．空気を注入して空気音（泡沫音）を聴診し，胃液が吸引されるのを確認する．
→空気音が聞こえにくかったり，胃液が吸引されない場合はもう数cm挿入して再度空気音を聞き，胃液を吸引する．空気音の聴診が不鮮明で胃液も吸引されない場合は，気管に誤挿入されている可能性があるので注入してはいけない．
→胃チューブがつかえたら，少し引き上げた位置で固定する．また，一度臥位にするなど体位を変えて挿入を試みると入る場合がある．

> 🖐 **これはやってはダメ**
> 胃チューブが40cm付近でつかえ，それ以上入らない場合は無理に挿入しない．食道裂孔ヘルニアや蛇行などがあるとつかえることがある．そのまま固定して注入したり，無理に挿入すると潰瘍を形成し，穿孔を起こす危険がある．

❽ 胃チューブを鼻と頬に絆創膏で固定する．
→皮膚に潰瘍やかぶれを形成しないよう，絆

Column

〔注入速度の設定〕

注入速度は通常100mL/30分程度とされています．しかし，これでは1回600mL注入とすると3時間かかり，1日3回で9時間も拘束することになり，リハビリテーション訓練などが進まなくなります．

川島ら[1]は100mL/30分という基準の根拠として，「消化吸収機能や循環機能にリスクのある患者に対しても副作用を起こさない安全な速度として考えられている」とし，「したがって，このようなリスクがないことが確認されれば個別的なスピードを設定してもよいのではないか」と述べています．

対象者の身体状態と生活行動を考え合わせ，主治医と相談して速度を設定するのが最良ではないでしょうか．

⑨ 人肌に温めた栄養物を注入する．
⑩ 注入が終了したら，白湯を注入し，胃チューブ内をきれいにする．

ここがポイント

栄養物による胃チューブ内の汚染を防いだり，胃チューブが詰まりやすい場合は，脂肪や蛋白質を分解する酵素の入った消化剤（ベリチームカプセル®）を白湯で溶かし，その上澄み液や酢水を内腔に充填させておく方法がある．薬は微温湯でよく溶かして注入すること．

⑪ 終了後は逆流予防のために30分以上坐位を保持する．

これはやってはダメ

注入後すぐに臥床してはいけない．逆流性の嘔吐や誤嚥を起こす危険がある．安静の必要はないが，激しい運動や前かがみになって腹部を圧迫する姿勢も避ける必要がある．胃食道逆流がある場合は2時間以上の坐位保持が必要になる．

間欠的口腔食道経管栄養（OE法）

食事のたびに口から食道まで胃チューブを入れて注入する方法で，OE法（intermittent oro-esophageal tube feeding）とよばれている．

食道に注入することで栄養液が食道の蠕動運動を起こす．その蠕動により食物が胃に運ばれ，より生理的な食塊の流れに近づく．これにより消化管の働きが活発になり，下痢や胃食道逆流の減少が期待でき，注入時間も短くてすむ．

間欠的であるため，注入以外の時間は胃チューブに縛られることなく過ごせる．

OE法は，経口摂取量が少ないときの補助栄養として，または固形物は食べられても水が飲みにくいときの水分補給として用いられる．

【必要物品】（写真2）

① 膿盆，② 20mℓディスポーザブル注入器，③ ガイドワイヤー（必要時），④ 温めた流動食と白湯，⑤ イリゲーター，⑥ 聴診器，⑦ 絆創膏とはさみ，⑧ 胃チューブ（12〜14Frの先端が丸いもの），⑨ 栄養点滴セット，⑩ ディスポーザブル手袋，⑪ 氷水とアイスマッサージ棒（必要時）

① 膿盆
② 20mℓディスポーザブル注入器
③ ガイドワイヤー（必要時）
④ 温めた流動食と白湯
⑤ イリゲーター
⑥ 聴診器
⑦ 絆創膏とはさみ
⑧ 胃チューブ（12〜14Frの先端が丸いもの）
⑨ 栄養点滴セット
⑩ ディスポーザブル手袋
⑪ 氷水とアイスマッサージ棒（必要時）

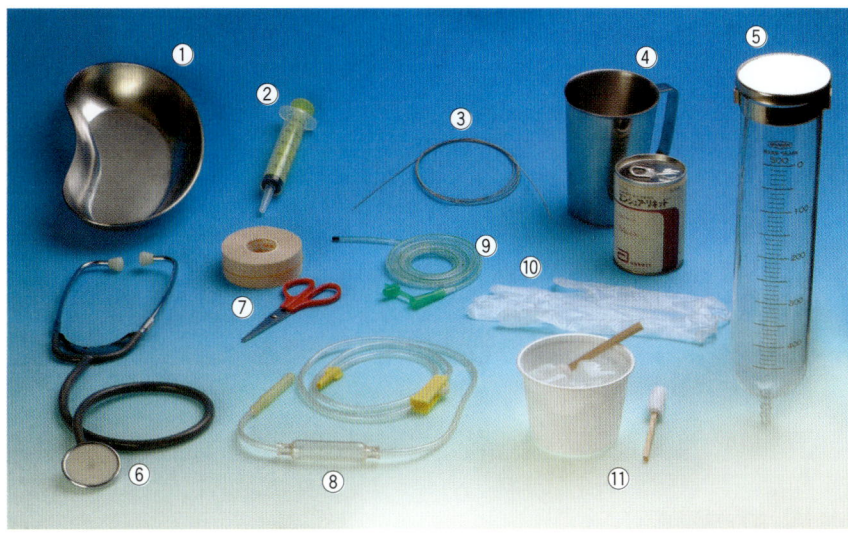

写真2　OE法に必要な物品

【方　法】

❶ 口腔内を清潔にする．
→痰や唾液の貯留がある場合は，吸入や吸引を行い咽頭も清潔にする．口腔内が乾燥している場合は，アイスマッサージで口腔内を湿潤させ嚥下反射を誘発させる．

🖐 **これはやってはダメ**
口腔・咽頭が汚染した状態で行ってはならない．口腔や咽頭が汚染していると胃チューブを誤嚥した場合，汚物を気管に押し込んで感染を起こす危険がある．

❷ 胃チューブを入れるときの姿勢は30°半坐位にする．
枕を高くし頸部の緊張をとる．

❸ 胃チューブの先端を水で濡らす．
→キシロカイン®ゼリーなどの表面麻酔薬は使用しない．胃チューブを飲み込む訓練にもなるので嚥下反射の妨げになる．

❹ 顎を少し引き，軽く口を開いてもらう．
→顎を上げると気管に入りやすい．

❺ 胃チューブの先端から10数cmのところを持ち，口角から対側の咽頭壁に向かって挿入する．

📌 **ここがポイント**
咽頭側壁に沿って挿入すると，胃チューブが喉頭蓋にあたらずに梨状窩に入っていく．

❻ 胃チューブが咽頭に達したら嚥下をしてもらう．それに合わせて挿入する．嚥下しなくても挿入できる場合もある．

■ うまく挿入できない場合
a：挿入する口角側に頸部を回旋して顎をやや突き出してもらうと，胃チューブが通過する側の梨状窩が広くなる．
b：胃チューブを口に入れたら「オー」と発声してもらうと舌が下がり咽頭に進めやすい．次に「イー」または「エー」と発声して

もらうと，中〜下咽頭が広がり，梨状窩に挿入しやすくなる．発声に合わせて胃チューブを押し進める．
c：舌が挙上して咽頭に入らない場合は，舌圧子で舌を押さえる．もしくは歯がなくて噛まれる心配がない場合は，指で舌を押さえ，指の側面に沿って挿入する．
d：胃チューブが咽頭でとぐろを巻いてしまう場合は，ガイドワイヤーを使用するとよい．その際は，抵抗があれば無理に押し込まないことや，胃チューブの穴からガイドワイヤーの硬い部分が出て，粘膜を損傷しないように注意する．
e：どうしても口腔からの挿入が困難な場合は，鼻腔から行う．麻痺がある場合は，麻痺側の鼻腔のほうが感覚が低下しているため，苦痛が少ない場合がある．

❼ 45〜50cmまで挿入したら，聴診器を上腹部にあて空気を注入し，空気音（泡沫音）を確認する．

❽ 胃チューブを食道第2狭窄部の少し下の位置（約30〜40cm）まで引き抜き，頬に固定する．
→基本的に第2狭窄部より上までの食道内逆流がなければ（嚥下造影でチェック），嘔吐の危険は少ない．固定する位置は医師の指示を受ける．

❾ 姿勢を60°以上の坐位にする．

🖐 **これはやってはダメ**
上体を低くしたままで注入してはならない．胃食道逆流を起こす危険性が高い．

❿ 人肌に温めた栄養物を注入する．

🖐 **これはやってはダメ**
食道痙攣を起こすことがあるため，冷たい物をいきなり食道に注入してはいけない．温かい物のほうが食道蠕動がよい．

⓫ 注入速度は半消化態栄養剤の場合，1分間に

3 補助栄養

50mℓ程度まで速く注入することが可能．注入中の対象者の様子により速度を調節する．

→栄養物は食道の蠕動運動により胃に運ばれる．生理的な食塊の流れに近づくことにより注入速度が速められる．

⓬ 注入が終了したら胃チューブを抜去する．終了後は逆流予防のために30分以上坐位を保持する．

これはやってはダメ

注入後すぐに臥位にしてはならない．短時間の注入で胃に栄養物が充満しているため逆流する場合がある．高齢者や脳に障害がある人は食道の蠕動運動が不良な場合があるので要注意．胃食道逆流がある場合は2時間以上の坐位保持が必要である．

おさらいしよう

口や舌を常に動かしていると胃チューブが抜けてくることがある．また，短時間で終わる注入でも胃チューブを自分で抜く危険がある．さらに，食道に異常があったり，注入中に咳き込んだり，しゃっくりが出ると嘔吐の危険もある．したがって，OE法の適応や注入速度，終了後の坐位保持の時間などの管理方法について，必ず医師と相談してから行う必要がある．

■ 文献

1) 川島みどり，菱沼典子 編：シリーズ看護技術を科学する 第19～21回 検証・経管栄養の技術．Nursing Today, 1995；10(10～12)：34-37．
2) 藤島一郎：脳卒中の摂食・嚥下障害．第2版，医歯薬出版，1998．
3) 藤島一郎：新版 口から食べる 嚥下障害Q&A．第3版，中央法規出版，2002．
4) 聖隷三方原病院嚥下チーム：嚥下障害障害ビデオシリーズ ④ 嚥下障害における経管栄養法＜嚥下障害ビデオシリーズ4＞，医歯薬出版，1998．
5) 藤森まり子：経管栄養法の最前線 ① 間欠的口腔食道経管栄養法（OE法）について．看護技術，2000；46(12)：20-23．
6) 倉田なおみ；藤島一郎 監：経管投与ハンドブック－投与可能薬品一覧表－．じほう，2001．
7) 日本静脈経腸栄養学会 編：NSTプロジェクト・ガイドライン．医歯薬出版，2001．

Column

〔誤嚥性肺炎の人は低栄養が多い？〕

聖隷浜松病院に2002年4月から2003年7月までに誤嚥性肺炎の診断で入院した48名について嚥下機能と入院時の栄養状態を調査しました．すると全員に嚥下機能の低下を認めると同時に，81.3％の患者さんが血清アルブミン値3.5g/dℓ以下，かつ55.6％の患者さんのBMI（Body Mass Index）が日本人の新身体計測基準（JARD2001）で10パーセンタイル未満にあてはまりました．多くの誤嚥性肺炎の患者さんは入院時すでに低栄養状態の方が多いと考えられ，入院早期からの栄養介入および摂食・嚥下リハビリテーションのアプローチの実施が重要と思われます．

4 吸引

　吸引は摂食・嚥下リハビリテーションを実施するうえでの必須手技であるが，侵襲のある医療行為にもなりうる．そのため目的を明確にして，適切な対応を心がけなければ，苦痛を誘発するのみならず，合併症の誘発にもつながる．

吸引の目的

口腔，鼻腔，咽頭内の唾液・汚染物・残留物の除去　DVD▶29

　摂食・嚥下機能の評価中に，直視下で吸引することも可能である．

気管内誤嚥物の除去

　重度の嚥下障害患者では，喉頭や気管内への唾液の侵入をしばしば認める．気道の感覚が低下しており侵入したことに気づかない状態（不顕性誤嚥）や，たとえ気づいても喀出が困難であったり不十分である場合には，吸引などを利用した除去が必要となる．

　誤嚥を放置すれば肺炎の原因となる．

吸引の問題点

鼻腔，咽頭へのダメージ

　吸引チューブは，硬さや先端の形状などから挿入場面（**写真1**）で鼻咽腔後壁粘膜に損傷を与える危険性がある（**写真2**）．

　そのため，チューブの適切な選定が要求される（**表1**）．

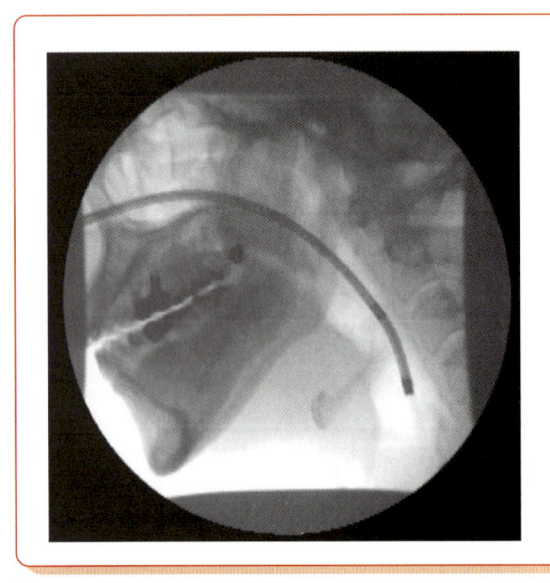

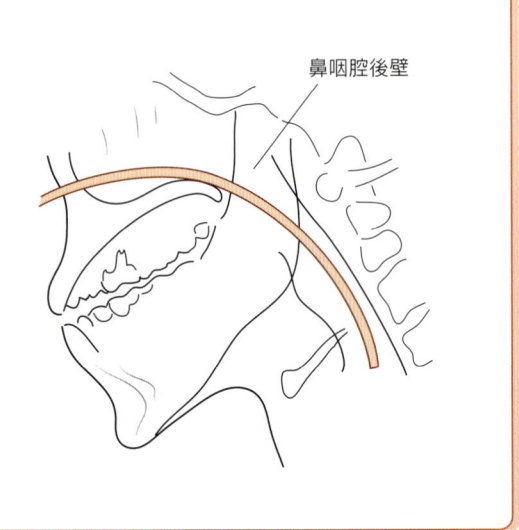

写真1　吸引チューブの挿入

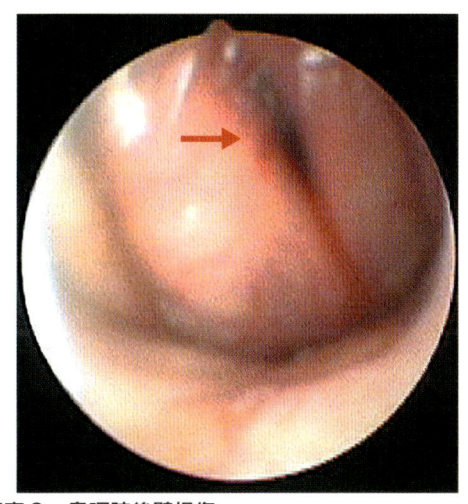

写真2　鼻咽腔後壁損傷

局所麻酔に伴う嚥下機能の低下

吸引チューブ挿入の際に，鼻腔内が乾燥して抵抗が強いときなどはキシロカイン®スプレーを用いる場合がある．しかし局所麻酔薬自体の問題だけでなく，過度の使用は，鼻粘膜のみならず咽頭粘膜にまで局所麻酔が効いて嚥下機能の低下につながる可能性がある（**表2**）[1]．まずは口腔からの吸引を実施し，それでも困難であればチューブの表面を水で濡らすなどの対応をして挿入を試みるなど工夫が必要である．

咳嗽反射・嘔吐に伴う影響

吸引刺激で咳嗽反射を誘発する可能性は高い．咳嗽反射により嘔吐や血圧上昇を誘発すると，脳圧亢進や脳出血再発，吐物の誤嚥などでの誤嚥性肺炎を併発させる可能性も高くなる．

吸引を実施する際は，経管栄養注入中や直後などの嘔吐に伴う誤嚥を誘発しやすい時期はなるべく避けるようにする．また，血圧や脳圧の変化を留意のうえ，吸引方法を工夫（吸引時間，麻酔など）する．

過剰刺激による痙攣，外傷

気道の過剰刺激が喉頭痙攣を誘発する可能性がある．

高い吸引圧による頻回の吸引は，喉頭を傷つけ浮腫を合併し，気道狭窄・閉塞を起こす危険性もある．

表1　吸引チューブの選定の目安

		利　点	欠　点
チューブの太さ	太い	大きい塊の吸引が可能 一度に大量の吸引が可能	挿入時の負担が大きい
	細い	鼻道が細くても挿入が容易	少量ずつしか吸引できない
チューブの硬さ	硬い	トルクがかかりやすい とぐろを巻きにくい	鼻粘膜や鼻咽腔後壁が損傷しやすい
	柔らかい	挿入時の損傷が軽減 易出血者への使用は慎重に対応	とぐろを巻きやすい

対象者の体格や鼻咽腔汚染状況，吸引物の性状や量，出血傾向などから選定する必要がある

表2　キシロカイン®ポンプスプレー（塩酸リドカイン）[1]

適応	表面麻酔
禁忌	キシロカイン®の成分またはアニリド系局所麻酔薬の過敏症の既往歴
慎重	①高齢者または全身状態不良患者，②心刺激伝導障害，③重症の肝機能障害，腎機能障害，④幼児
使用量	1回につき8〜40mg（1〜5回の噴霧）．一時に25回以上の噴霧は回避
注意	ショックあるいは中毒症状を起こすことあり．誤嚥・口腔内咬傷の危険増大のおそれ

吸引を行う前に

吸引だけで気道内容物除去を行うには限界がある．肺理学療法や加湿などと組み合わせて行うことが必要となる．

また，吸引を行う前から吸引中のリスク管理のために，さまざまなモニターを確認しておく必要がある．

肺理学療法（ドレナージ）の効果

- 痰や誤嚥物などを可能な限り気管の中枢側に移動できる．
- 吸引チューブの挿入を最小限度にとどめられる．
- 気管損傷などを最小限にとどめられる．

加湿の効果

加湿を十分に行うことで口腔内や鼻腔内乾燥の軽減がなされ，チューブ挿入が容易になる．酸素投与中でも加湿器が不十分なことが多いため，ネブライザーなどを利用し，乾燥を防ぐ．

- 肺理学療法が効果的に行える．
- 痰などの異常な付着を予防することで汚物による気道閉塞や誤嚥による窒息の危険性を回避する（写真3）．

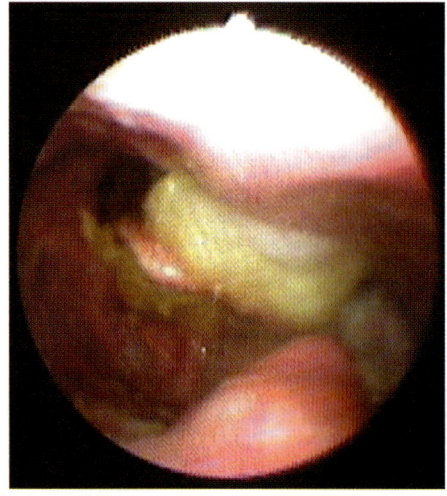

写真3　咽頭の異常所見

リスク管理に必要なモニタリング

【動脈血酸素飽和度】

低酸素状態は吸引場面で起こりうる重大な問題の1つである．動脈血酸素飽和度は常にモニタリングする必要がある．

- 利点：低酸素状態を敏感に判断でき，チアノーゼなどの所見よりも早く発見することが可能である．吸引操作中も適宜連続測定できる．
- 欠点：貧血や末梢血管が収縮している状況では不安定である．

【心電図】

吸引刺激に対する過剰な負荷（ストレス）に伴う心拍数の上昇や不整脈の出現などをモニタリングする必要がある．

- 利点：簡単かつ有効であり，呼吸曲線なども参考にできる．
- 欠点：咳反射が強い状況では波形が乱れ，評価が困難である．

【血圧】

血圧の過度の上昇に伴い出血や脳圧亢進，心負荷が予想される場合は，適宜血圧をモニタリングすることが求められる．

【モニターを扱ううえでの注意点】

- 侵襲のある行為下でのモニターのアラームには特に鋭敏な反応が必要である．
- アラーム慣れの状況下でリスクが生じた場合，処置の遅れは重大な問題となる．
- アラーム音だけでなく，波形の状況などを随時観察することが求められる．

吸引手技の基本原則

清潔管理の原則

- チューブは使い捨てが原則である．
- 操作を行う前は必ず手洗いを行い，手袋を利用する．

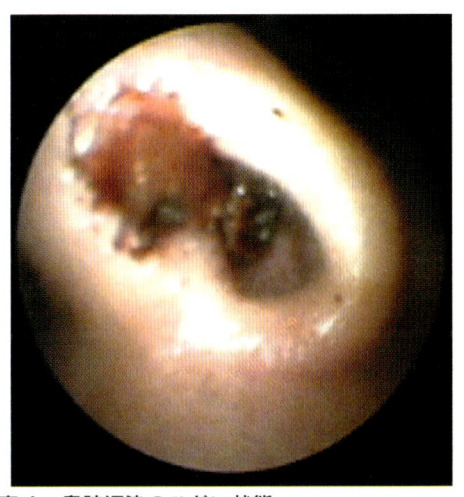

写真4　鼻腔汚染のひどい状態

> **これはやってはダメ**
> ● 鼻腔内汚染がある場合は無理にチューブを挿入してはならない（**写真4**）．必ず鼻腔内の汚物をできる限り除去したうえで挿入を行う．
> ● 1つの吸引瓶を複数患者で共有しない．

愛護的挿入の原則

- 実施前に説明を行い，患者さんが理解した状況で行うように努める．
- 鼻腔や口腔内が乾燥している場合は，加湿をまず行う．さらに挿入時に局所麻酔薬を適宜使用する．特に出血傾向のある場合は，慎重な対応が求められる．

> **これはやってはダメ**
> 圧をかけながらの挿入は粘膜損傷の原因となるため行わない．

愛護的吸引の原則

- 吸引圧は吸引する部位によって適宜調節する．
  → 口腔内吸引と咽頭部の吸引，気管内吸引ではそれぞれ圧を調節して行う．
  → 粘膜損傷予防などを加味すれば120mmHg以下が望ましい．
- 吸引時は圧だけでなく，吸引時間にも配慮して行う．
  → 通常は1回の吸引時間は10～15秒を限度とする．
  → パルスオキシメータも目安として使う．

より適切な吸引を目指して

吸引瓶の管理

- **吸引瓶の役割**：吸引物を保持，吸引物の量，性状（色や粘性），食事や経管栄養物などの誤嚥物の混入などを評価するうえで重要．
- **吸引瓶への配慮**：内容物が患者さんや家族の視界に入れば不快なので，覆う工夫が必要である．医療従事者が内容を確認できるような配慮も必要である．

吸引方法の選択

経口腔吸引と経鼻腔吸引のそれぞれの利点，欠点を**表3**に示した．それらを考慮したうえで吸引方法を選択する．

吸引チューブの選定

吸引チューブは体格，挿入経路，吸引物など使用場面に応じてサイズや硬さを選定する必要がある（**表1**）．

吸引圧に関する注意

吸引圧は吸引装置で調節することが可能である（**写真5**）．ただし装置の種類によっては単位が異なったり，陰圧をマイナス表示するものもあるため，利用する装置を詳細に見ておく必要がある．
最近では単位の違いによる換算表なども添付してある装置もある（**図1**）．

- **基本式**
  $1\ mmHg = 133.322\ Pa$（パスカル）
  $1\ mmH_2O = 9.80665\ Pa$

表3　経口腔吸引と経鼻腔吸引の利点・欠点

	利　点	欠　点
経口腔吸引	太いチューブの挿入が容易	開口障害者では困難 協力が得られないと困難 嘔吐反射誘発 口の中でとぐろを巻きやすい チューブを噛んで破損しやすい
経鼻腔吸引	gag reflex（咽頭反射）があっても容易に挿入 比較的挿入しやすい	鼻腔内損傷が生じやすい 鼻腔汚染物を気道に持ち込みやすい

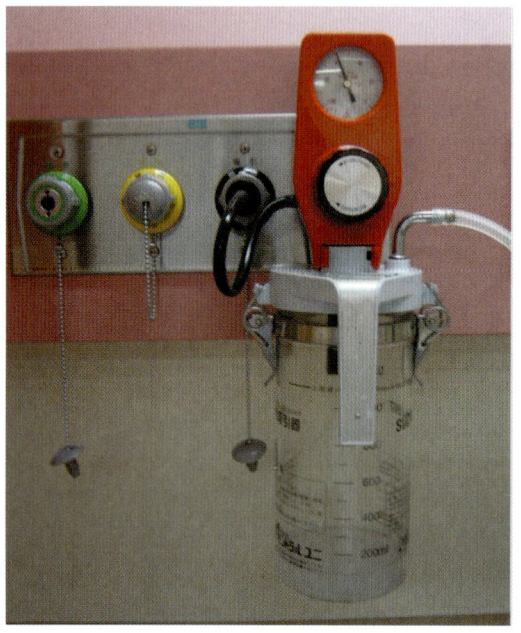

写真5　吸引装置

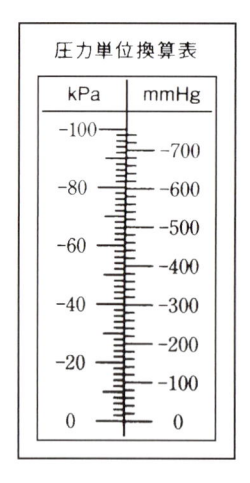

図1　圧力単位換算表

ドレナージに関する注意

　吸引に伴い血圧や胸腔内圧などの急激な変動が予測される．

　脳室ドレナージなどは急激な流出の危険性があるため，必要に応じて一時的にクランプするなどの対応が必要である．

文献
1) 高久史麿，矢崎義雄 監：治療薬マニュアル 2003．医学書院，2003．
2) 笹野寛，勝屋弘忠：期間内吸引と気管支洗浄．消化器外科，2003；26：1010-1015．
3) 藤島一郎ほか：嚥下障害の評価－内視鏡を中心に種々の所見．臨床リハ，2003；12（6）：480-483．
4) 奈良信雄 編：臨床研修イラストレイテッド 1基本手技（一般処置）．羊土社，1998．p.62-63．

5 毎日の摂食

手順

　毎日の食事は生活の一部であり，ともすれば手順が曖昧となりがちであるが，摂食・嚥下障害の患者さんは絶えず誤嚥や誤嚥性肺炎の危険があり，リスク管理が重要となる．毎日の摂食におけるリスク管理は，モニタリングとともに決められた手順どおりに決められた方法で摂食していくことが重要である．

　また臨床現場では，摂食・嚥下障害の患者さんが体調の変化などの要因によって嚥下機能（能力）が変動することもよく経験する．嚥下機能や体調の変化を確実に把握するにも，日々同じ手順で摂食していくことが重要になる．

　図1に毎日の摂食の手順を示した．

❶ まず，毎食前には必ず覚醒レベルをチェックする．簡易的にでもかまわないが，通常はJapan Coma Scale（JCS，p.17参照）でチェックし，1桁以上か，2桁以下かを確認する．

❷ JCS 1桁以上であれば，口腔内を観察し，乾燥や汚染の有無を確認する．乾燥や汚染がある場合には口腔ケアを行う．

❸ 口腔内が摂食する環境になったら，嚥下体操を行う．嚥下体操は疲労しない程度に行う．

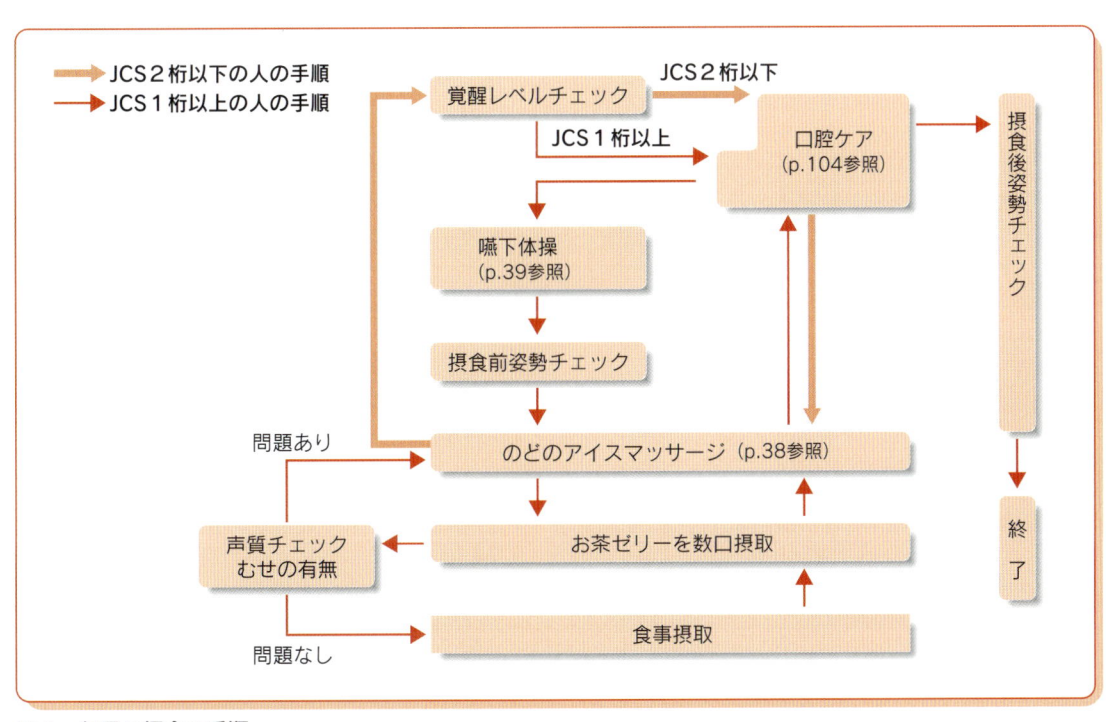

図1　毎日の摂食の手順

❹ 準備運動（嚥下体操）が終わったところで摂食姿勢を整える．坐位の場合は腹部を圧迫しないような姿勢にする．リクライニング位の場合は，頸部を前屈位にする．

❺ 摂食姿勢が整ったら，のどのアイスマッサージを行い，空嚥下を数回行う．

> **ここがポイント**
> ここでの空嚥下は，食べ始めのむせや誤嚥を防ぐことが目的である．摂食の準備が整う程度の回数でよい．このときにむせるようであれば，何度かアイスマッサージを行いながら空嚥下をして様子をみる．

❻ しっかり空嚥下ができたら，摂食を開始する．

❼ お茶ゼリーを数口摂取することから開始する．むせの有無や嚥下後の声質の変化の有無を確認する．

❽ むせがなくかつ声質の変化もない場合に，お茶ゼリー以外の食品を摂取し始める．横向き嚥下などリハビリテーション手技を使用する必要のある人は食物の口への取り込みのたびに確実に行う．

❾ むせや声質の変化がある場合には，そのつど咳をさせて空嚥下を行う．

> **ここがポイント**
> 空嚥下ができない場合には，のどのアイスマッサージを行い空嚥下を促す．食事摂取しているときに数口に1回むせや声質のチェックを行い，そのつど必要に応じてお茶ゼリーの摂取，咳，空嚥下などを行ってもらう．お茶ゼリーは数口残しておいて，食事後摂取する．

❿ 食事後お茶ゼリーを数口摂取した後，のどのアイスマッサージをして数回空嚥下する．このとき左右最低1回ずつ横を向いて空嚥下を行うことが望ましい．

⓫ 食後の口腔ケアを行う．口腔前庭など口腔内に食物残渣がある場合には，口腔内処理能力の低下や食物の咽頭残留が考えられる．

⓬ 口腔ケアを終え，摂食終了とする．摂食後の姿勢をチェックし，なるべく腹部を圧迫しない坐位姿勢を整える．

> **ここがポイント**
> 次回の摂食時に観察や対処ができるように記録に残すとよい．

1 トラブルを起こさないコツ

- 摂食の準備に時間をかけるようにし，いきなり食べ始めることはしない．
- 口腔内が乾燥している場合はのどのアイスマッサージを入念に行う．
- ときどきお茶ゼリーを摂取し，咽頭残留を減らすようにする．または食品からお茶ゼリーに置き換える．
- 声質やむせの有無をチェックすることで，誤嚥・喉頭侵入をチェックする．
- 食事後ののどのアイスマッサージ，口腔ケアは必須である．
- 食事後は胃食道逆流防止のための姿勢（腹部を圧迫しない坐位）を保つ．

2 重要な観察項目

- 口腔内の汚染の程度（毎日）
- 口腔器官の運動
- のどのアイスマッサージによる嚥下反射惹起までの時間，喉頭挙上，むせの有無
- お茶ゼリー摂取時のむせの有無

> **ここに気を付けよう**
> 覚醒レベルがJCS 2桁より悪い人については，摂食を行わないものの口腔ケア，のどのアイスマッサージは毎食時に実施するとよい．そして，そのつど覚醒レベルをチェックしながらJCS 1桁になるのを待って摂食を開始する．

- 痰の量，性状，色の変化の有無
- 食事摂取時の嚥下反射の確認
- 口腔内の食物残留の有無とその場所
- 食事開始後の声質の変化
- 咳ばらいと空嚥下後の声質の変化
- 時間経過による嚥下反射惹起までの時間の変化
- 食べる食品の順番での嚥下反射，むせの違い
- 1口量での嚥下反射，むせの違い

これはやってはダメ

- 摂食手順を守らないこと
- むせているにもかかわらず，何らかの対応をしないこと
- 準備をせずにいきなり食べ始めること
- 食事のペースを考えることなく介助すること
- どうしたらむせが少なくなるか考えずに摂食を行うこと
- 机上にこぼれていても，食器の中から食物がなくなればよしとすること
- 介助者または介護者のみのペースで進めること
- 本人の嗜好を無視すること
- 口腔ケアを怠ること
- 本人をあせらせること
- 本人の様子を観察せずに進めること
- うまくいかないときに，本人のせいだと決めつけること
- 普段と様子が違うときに，気を配らないこと
- リスク管理を怠ること

文献

1) 藤島一郎：口から食べる 嚥下障害Q&A．第3版，中央法規出版，2002．
2) 向井美惠，鎌倉やよい 編：摂食・嚥下障害の理解とケア．学習研究社，2003．
3) 藤島一郎：脳卒中の摂食・嚥下障害．第2版，医歯薬出版，1998．
4) 田中靖代 編：看護・介護のための摂食・嚥下リハビリ．日本看護協会出版会，2001．
5) 藤島一郎 監：こうすれば食べられる（ビデオ）．中央法規出版，1994．

Column

〔拒食への対応は？〕

　拒食の方への対応はとても難しい問題です．拒食になった原因は何かをまずは考えるところからはじめましょう．主な原因があるのならそれを取り除くことで変化するかもしれません．よくわからない場合は，まずはその方の嚥下能力を詳しく把握します．このとき検査をすると逆効果の場合がありますから，できれば観察にて行いましょう．唾液が飲めているか，嚥下反射がどのくらいの頻度で起こっているか．また，嚥下反射のときの喉頭挙上の具合，水を飲んでくださる方には少し飲んでいただいてそのときの様子などで嚥下機能を予測します．ある程度嚥下機能がよい方では，食べても安全と思われるレベルの食品（たとえば，おにぎり，赤ちゃんせんべいなど）を手で持って食べていただくと案外食べられる方がいます．さらに，屋外や自然の景色を見ながら食べていただくなど，摂食環境を変えるのも1つの方法です．「拒食＝わがままな人」と決めつけないであたたかい態度で接してください．

6 ナースが行うリスク管理

　今日まで医療の中で嚥下障害の臨床が立ち後れているのは，まさに嚥下治療に伴うリスク管理と呼吸器合併症の予防が大変であるからにほかならない．

　嚥下（咽頭・食道通過の様子）は外から観察できないために，誤嚥性肺炎や窒息が起こってはじめて嚥下障害の存在に気づかれることが多い．

　特に高齢者は，自覚症状に乏しいため，全員に嚥下障害があるとして対処する必要がある．**表1**に嚥下障害のハイリスク患者を示した．

表1　嚥下障害のハイリスク患者

- 繰り返す肺炎
- 低栄養
- 原因不明の体重減少
- 70歳以上の高齢者でADL能力が低い人
- 全身状態が不良な患者
- 他の疾患でたくさん薬を飲んでいる人
- 向精神薬，抗痙攣薬，睡眠薬の内服者
- 口腔内が汚い人
- 嚥下障害スクリーニングテスト陽性者

表2　脱水症状

- 元気がない，ぼんやりしている
- からだの動きがにぶい
- 痴呆症状が増悪
- 食欲がない
- 飲み込みが悪い
- 皮膚，口腔内乾燥
- 尿が少なく，濃い（比重が高い，色が濃い）
- 微熱がある

全身管理

　嚥下障害のハイリスク患者にとって特に注意したいのは**表2**にあげた脱水症状である．毎日の飲水量と尿量をチェックして脱水症状の予防に努めることが大切である．脱水があると軽度の嚥下障害患者はますます嚥下が悪くなることにも注意する．

　脱水以外に注意すべき症状と対処法を**表3**にあげた．また，嚥下障害患者の治療に関して大切な経管栄養に際しては，看護師が全面的に責任をもって管理する必要がある．そのポイントを**表4**にあげた．

表3　注意すべき症状と対処法

発　熱	血液生化学検査，胸部X線撮影
呼吸状態悪化	経皮酸素モニター，聴診
咳・痰の増加	嚥下の精査
摂食量減少 体重減少	摂食量の正確なチェック
易疲労性	嚥下の精査

表4　経管栄養の注意点

チューブを詰まらせない	特に薬剤注入時，注入後は坐位保持を堅持する
咳き込む患者では嘔吐が起こりやすい	厳重監視
経鼻経管栄養	咽頭で交差しないように留置する[1]
間欠的経管栄養	注入中に抜けてこないようにする
胃　瘻	スキンケア

チューブは薬剤投与時にしばしば詰まり，看護スタッフが苦労しているが，1つの解決策として粉砕しなくても水に入れるだけで解ける錠剤を使用する方法（簡易懸濁法）がある．興味のある方は成書をご参照いただきたい[2]．

誤嚥や窒息時の対応は**表5**にまとめた．1人で判断しないようにして，まず人を集めることが肝要である．医師の指示に従い，迅速な対応が必要である．

嚥下障害患者では気管切開カニューレが置かれていることも多い．看護師が行うカニューレの管理で大切な点を**表6**に示した[4]．

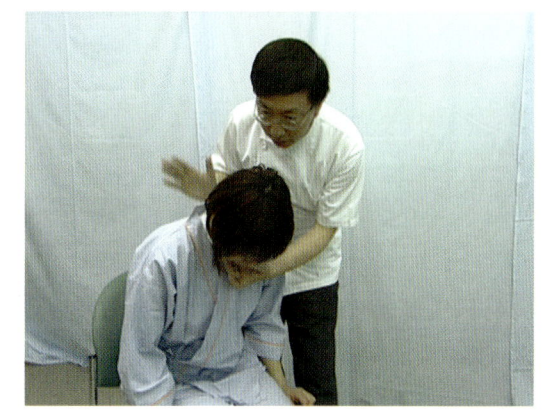

写真1　背中をたたき，掻き出す

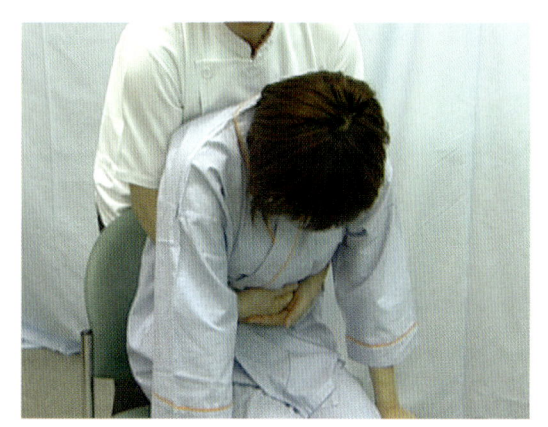

写真2　ハイムリッヒ法

表5　誤嚥・窒息の対応

① 人を集める
② バイタルサインのチェック
③ 酸素投与
④ ルート確保
⑤ 側臥位
⑥ 頸部伸展位
⑦ 吸引
⑧ 背中をたたく，掻き出す（**写真1**）
⑨ ハイムリッヒ法（**写真2**）
⑩ 肺理学療法：ハフィング，スクイージング[3]

表6　カニューレの管理

- 各種カニューレの特徴を理解していること
- 内部が閉塞しないように1日1回確認する：呼吸音をよく聴く
- 吸引圧は100 mmHg前後とする：高すぎると粘膜を損傷する
- 気管切開周囲の皮膚のケア：かぶれ，びらんがないこと，痛みがないこと
- カフ圧が高すぎないこと：ヒトの耳たぶの硬さ
- カフの空気が抜けていないこと

文献

1) 藤島一郎 監：嚥下障害ビデオシリーズ④ 嚥下障害における経管栄養法．医歯薬出版，1998．
2) 藤島一郎，倉田なおみ：内服薬 経管投与ハンドブック．じほう，2001．
3) 神津 玲，朝井政治：肺理学療法．聖隷三方原病院嚥下チーム：嚥下障害ポケットマニュアル．第2版，医歯薬出版，2003．p.106-110．
4) 藤島一郎：気管切開のある患者への対処法：カニューレの種類と特徴．脳卒中の摂食・嚥下障害．第2版，医歯薬出版，1998．p.146-151．

7 チームアプローチ

嚥下障害の治療においてはチームアプローチが不可欠であり論文も多い[1-8]。しかし、一口にチームアプローチといってもスムーズなアプローチは簡単ではない。

ここでは嚥下障害に対するチームアプローチの必要性と問題点、関与する職種などを説明した後、聖隷三方原病院における実際の取り組みを紹介する。

1 チームアプローチが必要な理由

1日3回の食事

1日3回の食事を扱う嚥下障害の治療は1人の力では成立しない。

初期には医師や言語聴覚士（ST）の1日1回の摂食・嚥下訓練で始まったとしても、次第に回数を増やすにあたり、看護スタッフの協力が必要である。さらに、摂食介助の段階では、ヘルパー、ボランティア、家族へと輪を広げなければ食事は成立しなくなる。

誤嚥のリスクがある

嚥下障害には誤嚥や窒息という危険な問題がつきまとう。情熱があっても看護師やSTなどが摂食を強行するわけにはいかない。

誤嚥性肺炎は生命の危機に直結するので医師の管理下に厳密に治療を進めなければならない。

医師、看護師、訓練部門の密接なチームアプローチが不可欠である。また、主治医と呼吸器専門医の協力など医師間のチームアプローチも大切である。

水分と栄養、全身状態の管理

訓練の初期には経口摂取は不十分であり、補助栄養が必要となる。

水分と栄養の管理および嚥下食の提供には栄養士の積極的な関与が求められる。患者の好む嚥下食を提供することで一気に訓練が進む場合がある。

看護師による毎日の摂食状況やバイタルサインの把握、訓練場面での患者の反応、疲労度のチェック、医師による状況に応じた補助栄養の指示など、情報をチームで共有して管理を行わねばならない。

嚥下障害以外の障害を伴うことが多い

嚥下障害患者は認知障害や身体機能障害を伴うことが多い。理学療法士（PT）や作業療法士（OT）の関与で日常生活能力や全身の運動能力を高めることが嚥下障害に対して好影響を与える。

また、誤嚥のリスクが高い患者には肺理学療法（日本では主に理学療法士が担当する）が不可欠である。

検査や手術

嚥下障害の嚥下造影検査は、体位や摂食法を検査場面で確認するために時間がかかる。そして、放射線技師の協力がなければできない検査である。さらに模擬食品を検査場面に合わせて提供してくれる栄養士の協力も忘れることはできない。

また、リハビリテーション訓練だけでは嚥下機能が回復しない場合などは、耳鼻咽喉科の協力が必要となる。その際にも術前術後の密接なチーム医療が成功の鍵を握る。

8 チームアプローチにおいて必要なこと

ゴールと方針の明確化

今，目の前にしている患者を自分たちは「どうしようとしているのか（ゴール）」，「ゴールを達成するためにどのような治療と訓練を行うのか（方針）」．これをチーム全体でしっかり把握できていないと混乱を招く．

当院では**表1**にあげた評価基準に従ってゴールを設定している．過去において，チームの構成メンバーが勝手に「調子がよいから普通食を食べさせてみよう」と判断し，肺炎を引き起こしてしまった例がある．

ゴールや方針はカンファレンスを行い，連絡を密にして確認し合う必要がある．

患者の状態を正しく把握する

嚥下障害に取り組み始めると，多くの人手がかかることに気づく．当院での経験から述べると，忙しくなると「また嚥下の患者か」という状況になりかねない．

ここで問題を整理しておく．
① 嚥下障害はないか，あっても問題にならないレベルで摂食介助に人手がとられる場合．
② 誤嚥などの危険がある本当の嚥下障害患者の場合．

①と②をはっきり区別することである．

摂食介助が必要な患者はADLの自立度も低く，スタッフの負担も重い．嚥下障害の患者のなかにはADL自立度も低くかつ嚥下障害がある場合と，ADLは自立に近いが嚥下障害が重度である場合がある．

どの患者をどのように扱うのかチームで明確にしておく必要がある．

リーダーは誰か

チームで動くためには方針が必要であり，方針を決めるためには誰がリーダーになるか決めておかなければならない．

重症例では，リスク管理のうえで医師が責任者にならざるをえない．いくらスタッフが情熱をもって食べさせたいと思っても，医師が誤嚥の危険に対して責任をとれないと判断した場合，摂食・嚥下訓練を継続できない．そういう意味では医師がリーダーになるのが最適である．

しかし，「食べる」という行為はあまりに日常的であるので，医師を総監督として，具体的なことは看護師や訓練士がリーダーになって進めるほうが望ましい場合も多い．

なお Jones らは，① 看護スタッフは患者の認知面をoverestimate（過大評価）し，② 医療スタッフは看護師の看護力をoverestimateすると述べている．リーダーは事故防止のためにスタッフの力量を正確に知っている必要がある．

表1 摂食・嚥下能力のグレード（嚥下障害グレード）

I	重症 （経口不可）	1	嚥下困難または不能．嚥下訓練適応なし
		2	基礎的嚥下訓練のみが可能
		3	摂食訓練が可能
II	中等症 （経口と補助栄養）	4	楽しみとしての摂食が可能
		5	一部（1〜2食）経口摂取が可能
		6	3食経口摂取プラス補助栄養が可能
III	軽症 （経口のみ）	7	嚥下食で，3食とも経口摂取が可能
		8	特別に嚥下しにくい食品を除き，3食経口摂取が可能
		9	常食の経口摂食可能，臨床的観察と指導を要する
IV	正常	10	正常の摂食嚥下能力

1993年に筆者が開発した評価基準

チームの構成メンバー

表2に嚥下チームの主な職種と役割を示し，図1に患者を中心としたチームの概念図を示した．各施設の実状に合わせたチームづくりをするにあたり，各職種の役割を考える場合の参考にしていただければ幸いである．

ほかにも介護福祉士，ホームヘルパー，歯科技工士，保健師など多くの職種が症例に応じてさまざまな場面で関与する．

チームアプローチの問題点

ここまでは主に筆者の勤務する病院を念頭において説明してきた．

しかし，在宅，施設（特別養護老人ホーム，老人保健施設など）はさらに患者数が多く，軽症から重症まで多様で嚥下障害の実体も把握しにく

表2 嚥下チームの主なメンバーと役割

医師	全身管理，リスク管理，検査，訓練指示，ゴール・治療方針の最終決定，症状・治療方針の説明と同意
言語聴覚士	口腔機能，間接訓練，直接訓練，構音訓練，高次脳機能評価と治療
理学療法士	頸部体幹訓練，体力アップ，一般運動療法，肺理学療法
作業療法士	失認・失行評価と治療，姿勢，上肢の訓練と使い方，食器の工夫，自助具
看護師	バイタルサイン，薬の投与，点滴・経管栄養・気管切開カニューレの管理，口腔ケア，摂食介助，摂食・嚥下訓練，精神的サポート，家族指導
看護助手	口腔ケア，摂食介助
介護者（家族）	口腔ケア，摂食介助，精神的サポート
栄養士，管理栄養士	嚥下食供給，カロリー・水分など栄養管理，嚥下食のつくり方の指導・紹介
薬剤師	調剤（院外処方），嚥下しやすい薬剤の調整，薬効の説明
歯科医師	う歯，歯周病など口腔の疾患，義歯の調整など
歯科衛生士	口腔ケア，口腔衛生管理
放射線技師	嚥下造影
ソーシャルワーカー	環境調整，関係調整，社会資源紹介

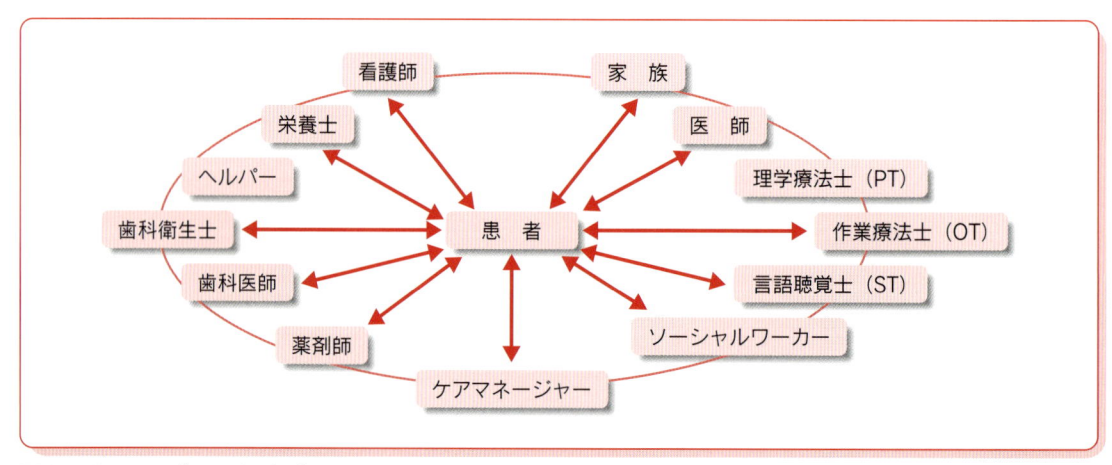

図1 チームアプローチの概念図

い．さらに在宅ともなれば，訪問看護師と家族，主治医，ヘルパーなどそれぞれ連絡さえつきにくい．

きわめて大切な領域であるが，チームアプローチは最も困難である．しかし，チームアプローチを怠ると努力が無駄になったり，患者・家族ばかりでなく関連スタッフが混乱に陥る原因にもなる．

関与する担当者がチームアプローチをするという意識をもち，連絡を取り合い，チームを構築する必要がある．これからの分野である．

聖隷三方原病院における嚥下チーム

当院は758床の急性期医療を中心とした総合病院である．脳卒中患者は脳外科，神経内科などに入院するが，発症当日ないし翌日にはベッドサイド訓練を開始して，病状が安定すると必要に応じてリハビリテーション（以下，リハ）科へ転科し，リハを継続する．

当院のリハ科は43床を有し，単独病棟で運営している．入院患者の7, 8割は脳卒中であり，院外紹介と院内転科の割合はほぼ半数ずつである．43床のうち，8床を嚥下障害患者専用（嚥下センター）として運用している．

嚥下障害患者は院内各科と院外からの紹介，フリーの受診があり，リハ科医師が診察して初期方針を立て，訓練指示を出す．カンファレンスで訓練効果を評価し，検討を重ねながら最終ゴール（**表1**）を決定する．なお，嚥下専門外来を2週に一度開き，主に他院からの紹介患者診察や嚥下障害患者のフォローを行っている．**図2**に流れを示した．

リハ科スタッフはリハ専任医師4名，看護師18名，ヘルパー（看護助手）8名，PT 23名，OT 10名，ST 5名，MSW 1名などである．嚥下チームは医師4名，ST 5名，嚥下ナース7名（うち在宅専任1名），PT 1名，OT 1名，栄養士3名，歯科医師3名，歯科衛生士3名などで構成され，週1回カンファレンスを行っている．1人の患者に対して医師，PT，OT，ST，看護師の担当制がとられている．

チームアプローチの例

71歳，男性．仮性球麻痺．車椅子トランスファー介助．

患者は10数年前に脳卒中の既往あり．左片麻痺で，屋内杖歩行にて自立していたが，今回の脳卒中再発で軽い右片麻痺が加わりADL全介助となった．

前医で嚥下障害のため誤嚥性肺炎となり，約3カ月臥床となってしまった．

主な問題点は，①重度の嚥下障害（仮性球麻痺），②左に強い両側片麻痺，体幹機能障害，③体力低下，廃用症候群，④軽度痴呆，⑤高齢（介護者も高齢）である．

【入院時評価】

経鼻経管栄養（グレード2）で，嚥下造影では誤嚥が多く，横向き嚥下，一側嚥下，息こらえ嚥下を行う必要あり．ゴールは1, 2食の経口摂取と，OE法併用（グレード5），嚥下以外のゴールはADLの可及的向上および家族に介護法の指導とした（グレード：p.75，表1参照）．

【治療方針】

❶ 経鼻経管栄養チューブ（いやがっていた）
→OE法を導入（看護師）
❷ 嚥下訓練は，間接訓練をSTと看護師が行い，誤嚥の危険が高いため直接訓練はSTのみが行う．
❸ PTは一般の運動療法に加えて肺理学療法を強力に施行．
❹ OTによるADL訓練とモチベーション向上のための作品づくりなども並行して施行．
❺ 歯科衛生士の口腔ケア，歯科医の歯科治療．

【経　過】

直接訓練を始めて1週間目に軽い肺炎の症状が出たが，抗生物質の投与で乗り切り，訓練自体は

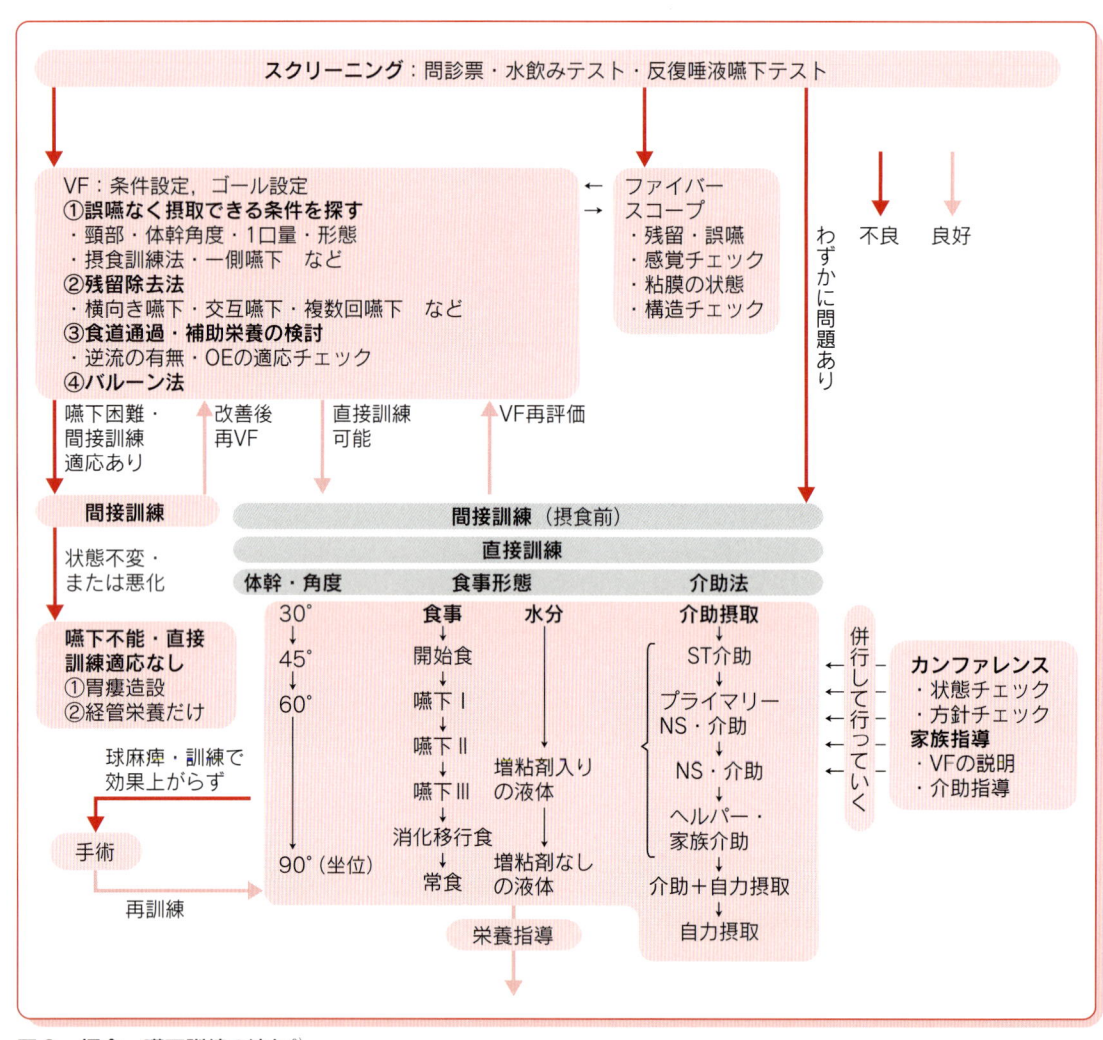

図2　摂食・嚥下訓練の流れ[9]

順調に進んだ．しかし，患者・家族の希望は「常食の自力摂食」であった．ギャップが大きく，ゴールを容易には納得してもらえなかった．

嚥下造影の結果や実際の直接訓練場面の様子，血液・生化学検査や胸部X線写真を見せて誤嚥の危険性を話し，治療方針とゴールを繰り返しよく説明した．医師の説明だけでは不十分で，「いつになったら普通に食べられるのか」と何度も担当ST，看護師などに質問する状態であった．

この間，週1回のカンファレンスを行い，担当者はさらに頻繁に連絡を取って，治療方針とゴールを確認しながら根気よく説明し，訓練を進めた．

約1カ月で嚥下のゴールは達成したが，在宅で継続するための準備にさらに2カ月の入院が必要であった．

2カ月を要した理由は，①患者と家族がゴールを納得しないために，本気で介助法の習得や在宅準備に取りかからなかったこと，②在宅で嚥下食を作成し，摂食介助とOE法を行い，ADL介助をするという物理的・精神的負担が大きいこと，③誤嚥や急変など不測の事態への不安など，が大きな原因である．

対応としては，①ホームエバリュエーションで在宅準備，②栄養士による嚥下食（ゼラチン食）の作り方指導，製品・機器の紹介，③退院後の

訪問看護（当院から嚥下ナースの派遣），④近医かかりつけ医のサポート，⑤家族(娘)の協力要請，⑥当院嚥下外来への通院と外来リハビリテーション訓練などをきめ細かく行うこととした．さらに，ほかの嚥下障害患者との交流などで理解を深め，何とか在宅へ導入できた．

その後患者は順調で，OE法を行いながらも3食経口摂取可能（グレード6）になっている．

8 チームアプローチ成功の鍵

チームアプローチ成功の鍵は，コミュニケーションを十分にとることにつきる．そのための基礎として必要なのは知識の普及である．勉強会などを開催して，チーム全体のレベルを上げる必要がある．

次に定期的にカンファレンスを開いて病態の共通理解をもつとともに方針，リスク，ゴールを明確にすることが大切である．摂食・嚥下の医療進歩は急速である．新しい検査の意味，結果の解釈，訓練法の目的，具体的な手技についてチームの構成メンバーが十分理解していることがチームアプローチ成功の鍵を握る．

何をやっているかわからなければ混乱を招くばかりで，患者に不安を与え，訓練効果は期待できない．

チームアプローチは施設や地域の状況に応じたいろいろな形がありうる．総合病院でスタッフに恵まれた環境であってもチームアプローチは容易ではない．筆者も当初は患者と1対1で治療を始め，聖隷三方原病院の今日の形態になるまでに15年以上を要した．あせらずできることから手をつけ，地道に努力すること以外に方法はない．

以上，嚥下障害のチームアプローチについて概説した．他の症例[10-13]や具体的な訓練[14-16]については文献をご参照願いたい．

■ 文献

1) O'Sullivan N：Dysphagia Care. Team Approach with Acute and Long Term Patients. Second Edition. Cottage Square (Los Angeles)；1995.
2) 藤島一郎：嚥下障害への対応；チームアプローチについて．看護技術，1998；44(1)：9-13.
3) 藤島一郎：チームアプローチによる嚥下障害の基礎訓練と摂食訓練．リハ医学，1997；43(8)：547-550.
4) 戸倉直実：嚥下機能向上へのチームアプローチ．JIM, 1998；8(12)：1000-1003.
5) 新美成二：嚥下障害とチームアプローチ．JOHNS, 1998；14(12)：1674-1676.
6) 藤島一郎 監訳，Groher ME 編著：嚥下障害 その病態とリハビリテーション．原著第3版，医歯薬出版；1998. p.303-317.
7) 千野直一，金子芳洋 監：才藤栄一，田山二朗，藤島一郎，向井美惠 編：摂食・嚥下リハビリテーション．医歯薬出版，1998.
8) 藤島一郎：チームアプローチの実践 業務分担．日本嚥下障害臨床研究会 監：嚥下障害の臨床 その考え方とリハビリテーション．医歯薬出版，1998. p.300-303.
9) 聖隷三方原病院嚥下チーム：嚥下障害ポケットマニュアル．第2版，医歯薬出版，2003. p.58-60.
10) 藤島一郎：脳卒中の嚥下障害．第2版，医歯薬出版，1998. p.157-183.
11) 藤島一郎，北條京子，小島千枝子：チームアプローチの実践 チームアプローチの実践例 1) 聖隷三方原病院．日本嚥下障害臨床研究会 監：嚥下障害の臨床 その考え方とリハビリテーション．医歯薬出版，1998. p.331-337.
12) 清水充子：チームアプローチの実践 チームアプローチの実践例 2) 埼玉総合リハセンター．日本嚥下障害臨床研究会 監：嚥下障害の臨床 その考え方とリハビリテーション．医歯薬出版，1998. p. 338-348.
13) 伊藤清吾：チームアプローチの実践 チームアプローチの実践例 3) 福井総合病院．日本嚥下障害臨床研究会 監：嚥下障害の臨床 その考え方とリハビリテーション．医歯薬出版，1998. p.348-354.
14) 藤島一郎：新版 口から食べる 嚥下障害Q&A．中央法規出版，1998.
15) 藤島一郎 監：嚥下障害ビデオシリーズ ①嚥下のビデオ内視鏡検査，②仮性球麻痺の訓練，③球麻痺患者の嚥下訓練，④嚥下障害における経管栄養法，⑤嚥下障害における肺理学療法，⑥嚥下食．医歯薬出版，1998.
16) 藤島一郎，大熊るり，小島千枝子：嚥下障害へのリハ的アプローチ—特に脳血管障害を中心とした対応．臨床リハ，1997；6(7)：640-646.

8 リハビリテーションの限界と手術

リハビリテーションの限界

　嚥下障害のリハビリテーションはたいへん有効であるが，万能ではない．

　また，一度食べられるようになっても数年して再び嚥下機能が悪化し，今度は対応できないということも多い．表1にリハビリテーションで対応できない嚥下障害の状態を示した．

　このなかには嚥下機能そのものが重度に障害されている場合と，食べる意欲や認知障害が原因である場合，さらにハンディキャップとして患者を支える周囲のマンパワー不足という社会的要因もある．

　同じ嚥下機能をもっていても食べられる患者と食べられない患者が出てくるという不条理な面があるが，これは高齢者医療全般にあてはまることでもある．

表1　リハビリテーションの限界

- あらゆる手技，代償法を用いても食物が咽頭を通過しない
- 誤嚥（食物，唾液）が多量である
- 食べる意欲がない
- 認知障害で注意が守れない
- 全身状態が不良
- 介護者（家族，職員）のマンパワー不足

手術

　さて，嚥下リハビリテーションでどうしても嚥下が困難な患者であっても，痴呆がない（認知障害がない），全身状態がよい，食べる意欲が高いなどの場合は手術の適応がある．また，痴呆や食べる意欲がなくても誤嚥が多量で夜間頻回の吸引が必要な場合なども手術の適応がある．

　表2に主な手術の適応と種類を示した[1, 2]（図1～5）．

表2　手術の適応と種類

呼吸困難	気管切開術
輪状咽頭部通過障害	輪状咽頭筋切除術（myotomy）
喉頭挙上障害，誤嚥	喉頭挙上術
高度誤嚥	声門閉鎖術，気道食道分離術，喉頭摘出術

＊重度球麻痺では輪状咽頭筋切除術と喉頭挙上術を併用する（棚橋法）

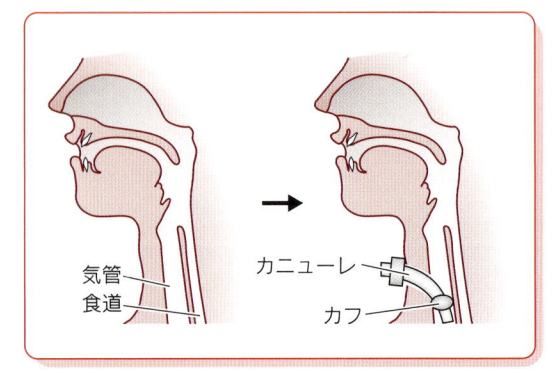

図1　気管切開術

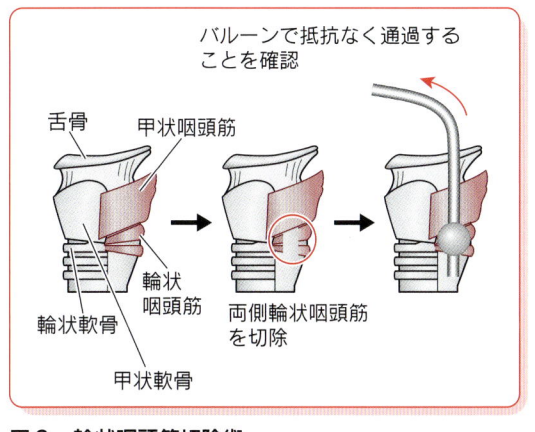

図2 輪状咽頭筋切除術

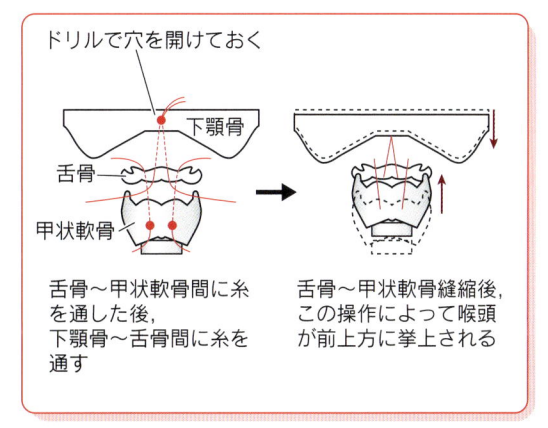

図3 喉頭挙上術

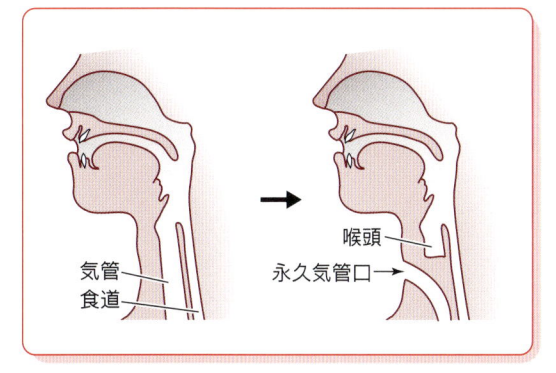

図4 喉頭気管分離術

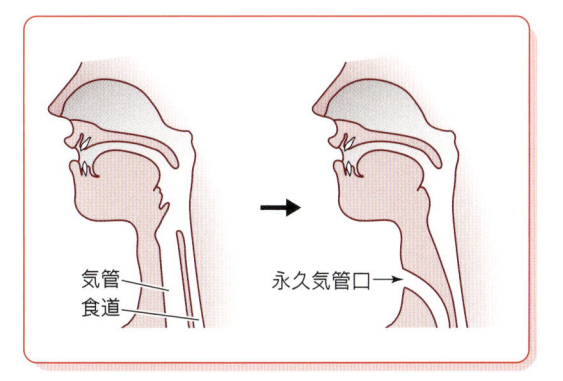

図5 喉頭摘出術

■ 文献
1) 堀口利行, 鈴木康司：嚥下障害の外科的治療, 藤島一郎 編著；よくわかる嚥下障害. 第2版. 永井書店, 2004.
2) 袴田 桂, 関 敦郎：口腔, 咽頭手術後の嚥下障害, 嚥下障害の手術. 聖隷三方原病院嚥下チーム：嚥下障害ポケットマニュアル. 第2版, 医歯薬出版, 2003. p.179-188.

Column

【薬を飲ませるには？】

「食事は誤嚥性肺炎を起こす可能性があるから禁止. ただし, 服薬は経口にて行ってください」という医師からの指示をときどき聞きます. 食事を誤嚥する可能性のある人が薬は誤嚥しないのでしょうか？ 基本的に, 経口による服薬は食事が開始されてからにしたいものです. さらに, 散剤をお粥やおかずにかけたりするのを嫌がる方がいます. 錠剤の場合はゼリーに埋め込んで飲んでもらう方法があります. 散剤は溶かしてとろみを付けてもよいです. さらに, 簡易懸濁法という方法もあります. 簡易懸濁法については, 『内服薬 経管投与ハンドブック』（藤島一郎 監, 倉田なおみ 著；じほう, 2001）をご参照ください. 経口での服薬が困難な方は, 経管での投与も考慮するとよいでしょう.

第4章

アプローチの実際

1 段階的摂食訓練によって経口摂取可能になった例

- 【患　者】53歳，右利き女性
- 【病　名】左被殻出血
- 【既往歴】43歳で子宮筋腫．48歳で右被殻出血．軽度の左不全片麻痺が残存したが，ADLは自立．
- 【現病歴】2003年12月21日，駐車場にて倒れているところを通行人に発見され，当院に搬送された．左被殻出血と診断された（**写真1**）．

■ 画像診断

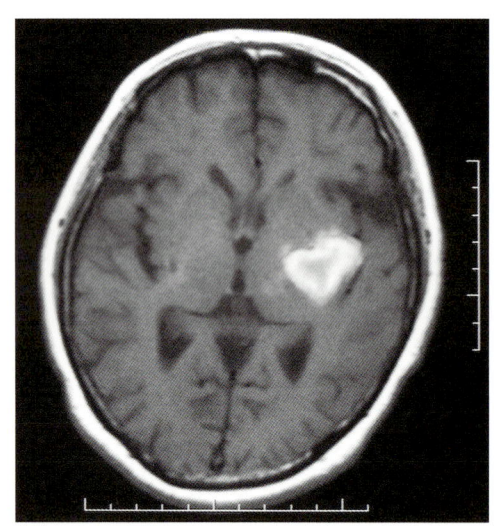

写真1　頭部CT
（右被殻に陳旧性病変，左被殻に出血性病変を認める）

■ 入院時（初診時）所見（2003年12月27日）

- **意識レベル**：清明
- **コミュニケーション**：言語理解は，「左手をあげて」，「目を閉じて」などの簡単な従命まで可能．言語表出は発声困難であった．単語の復唱を試みたが，口唇，舌ともに運動制限があった．また，鼻咽腔閉鎖不全を認めた．コミュニケーションに文字盤を使用したが，音韻レベルでの誤りが認められた．
- **嚥下機能**：口腔内は非常に乾燥および汚染されていた．「つばを飲み込んで」という空嚥下の指示に対して飲み込もうと努力はするものの嚥下反射が惹起されなかった．嚥下の努力の際，鼻から息が漏れた．呼気保持，口唇の突出，横引き，挺舌など，いずれも困難であった．
- **栄養**：経鼻経管栄養

■ 考えられた障害

- ブローカ失語
- 構音障害
- 嚥下障害

■ 摂食・嚥下機能評価

【スクリーニング】
- 反復唾液嚥下テスト（RSST）：0回
- 改訂水飲みテスト（MWST）：判定3b

【精　査】
- 2004年1月6日に嚥下内視鏡検査（VE）を実施．胃チューブが喉頭蓋を圧迫し，運動を制限．咽頭には多量の唾液が貯留していた．随意的な嚥下反射の惹起に時間を要し，連続しての誘発は困難であった．フードテストとしてプリン1gを摂取したが，ほとんど咽頭に残留した（**写真2**）．咽頭残留は複数回嚥下反射が惹起できた場合には嚥下後に減少した．
- 1月23日に嚥下造影（VF）を実施．ゼラチンゼリー2gの摂取で梨状窩に残留があった．また，嚥下反射前の喉頭侵入を認めた（**写真3**）．

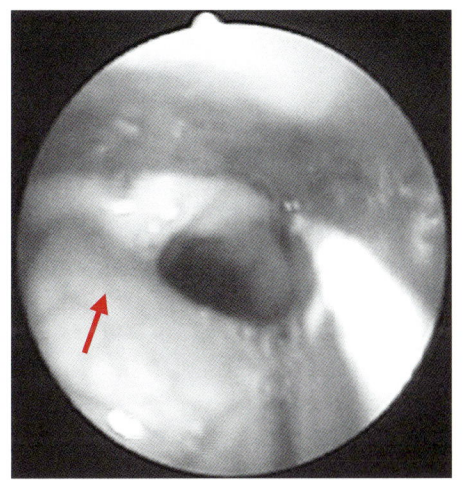

写真2　嚥下内視鏡検査
（咽頭にプリンが残留している）

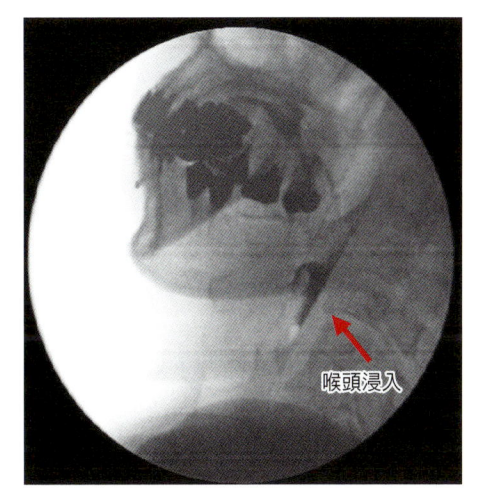

写真3　嚥下造影

喉頭浸入

■ 嚥下機能評価のまとめと問題点
- 口腔内汚染
- 随意的な嚥下反射の惹起が困難
- 唾液の貯留
- 咽頭残留（複数回嚥下で残留除去可能）
- 喉頭侵入
- 食道機能不良

■ 嚥下訓練の方針
随意的な嚥下反射の誘発を中心に基礎的嚥下訓練から開始し，段階的摂食訓練へと進めていく．

■ 嚥下訓練の目標
1. 長期目標：嚥下食レベルで3食経口摂取可能
2. 短期目標：随意的な嚥下反射の誘発が可能になったうえで段階的摂食訓練開始

■ 経　過
症例の経過を表1にまとめた．

■ 退院時の嚥下機能
嚥下きざみ食を60°リクライニング位にて自力摂取．水分はとろみなしでコップから1口ずつ摂取．

■ 苦労した点・ポイント
- 発症当初，原因不明の発熱など全身状態が安定しなかった．
  →摂食訓練を開始するまでに1カ月を要した．
- 当初は嚥下食レベルでの摂食を目標にしたが，最終的には嚥下きざみ食の摂食が可能になった．
  →急性期の場合，発症直後のゴール設定が難しい．
- 嚥下反射が随意的に惹起されなかった．
  →のどのアイスマッサージを根気よく続けた．
- 口腔内汚染に対して当初看護師，言語聴覚士（ST）が対応したが，改善されなかった．
  →歯科衛生士が専門的に介入→チームアプローチの重要性を痛感した．
- 段階的摂食訓練では，本来なら各段階で9食の様子を観察すべきであるが，本人の希望および病院の体制から最低の3食のみを観察し，次の段階に移行した．
  →大きなトラブルは発生しなかった．

表1　リハビリテーションの経過とその対応

	経　過	対　応	嚥下機能
12/27	嚥下スクリーニング実施	看護師による口腔ケア 基礎的嚥下訓練	口腔汚染あり
1/6	VEにより精査 　嚥下反射遅延 　咽頭残留	歯科衛生士介入 口腔ケア 基礎的嚥下訓練	口腔内が非常に乾燥しており，歯，歯茎口唇（特に口角部分），口蓋に粘性の唾液が付着． 随意的な嚥下反射の惹起困難
1/9	原因不明の発熱 リハビリテーション （以下，リハ）中止	口腔ケアのみ行う	
1/21	リハ再開 訓練室，ベッドサイドで それぞれ失語症，嚥下の訓練 を行う	訓練室：口腔顔面運動 　　　　ブローイング訓練 　　　　発声訓練 　　　　息こらえ訓練 　　　　咳訓練　　など ベッドサイド：基礎的嚥下訓練	随意的に嚥下反射が可能となる． しかし，反射は弱い．
1/23	VFにより精査	STの介助のみでのゼリー摂食訓 習開始	ゼリーの咽頭残留 複数回嚥下で残留除去可能 食道機能不良
1/26	STの介助のみでの摂食訓練開始 1回／日	STの介助でゼリー摂食訓練	15分でゼリー約5割摂取．
1/29			約10分でゼリー1個全量摂取． 口腔内の残留，むせなし．アイスマッサージにより複数回嚥下も可能．
1/30	開始食1日3回とする	看護師，ヘルパーの食事介助開始	むせなどの問題なし
2/1	嚥下食Ⅰ		嚥下食Ⅰ～Ⅱsまで段階的摂食訓練 　30°リクライニング位 　頸部前屈＋左横向き 　1口量は嚥下スプーン1/2杯 ①嚥下体操 ②アイスマッサージ ③お茶ゼリー ④そのほかの摂食 の順で進める．途中，空嚥下を行う． ほぼ毎食全量摂取． むせなどのトラブルなし
2/2	嚥下食Ⅱ		
2/3	嚥下食Ⅱs		
2/4	嚥下食Ⅲ		口腔内に粥の残留あり，お茶ゼリーとの交互嚥下を行う．
2/7	飲水訓練開始		息こらえ嚥下により少量から開始．
2/9	嚥下移行食	とろみ茶の飲水を開始*1	経管栄養を完全になくし，経口摂取のみとする．
2/12	再評価（VF）	嚥下きざみ食開始 　（きざみ食にとろみを付けた 　　あんをかけた食事*2） とろみ水との交互嚥下開始	ゼラチンゼリー咽頭残留なし 砕き寒天残留あり 　とろみ水との交互嚥下で残留除去可能 嚥下きざみ食 　とろみ水との交互嚥下を行い，咽頭残留を除去
2/25	退院→リハ病院へ転院		

*1　通常は嚥下食Ⅲの時点でとろみ茶が開始されるが，本症例では遅れて開始している．
*2　ここでのきざみ食は軟菜の粗きざみである．聖隷浜松病院では嚥下移行食の後，嚥下きざみ食を出している．

■ 文献
1) 藤島一郎：脳卒中の摂食・嚥下障害．医歯薬出版，1998．
2) 聖隷三方原病院嚥下チーム：嚥下障害ポケットマニュアル．第2版，医歯薬出版，2003．

2 経管栄養と経口摂取を併用して在宅生活をしている例

【患　者】77歳，右利き男性
【病　名】脳梗塞後遺症（右大脳・左橋）
【既往歴】56歳時，脳出血を発症し左片麻痺となったが，リハビリテーション専門病院に1年間入院して訓練した結果，杖歩行が可能となり，自宅で自立した生活を送っていた．
【現病歴】1998年3月（69歳時）に脳梗塞を発症（再発）し，健側に不全麻痺が起こり，誤嚥性肺炎を併発した．前医では経口摂取は不可能とされIVHを受けていたが，本人の経口摂取への希望が強く，嚥下訓練の目的で1999年3月に当院に転院した．
【入院後経過】2カ月にわたり身体リハビリテーションと嚥下訓練を行ったが，結果的には楽しみレベルの摂食となった．主栄養は間欠的経管栄養法（以下OE法）でとることをゴールとして，同年5月9日に退院した．

■ 嚥下造影の結果
■ 入院後1回目（1999年3月4日）
【30°リクライニング位】
・認知期：声は小さいが会話は可能で，意思疎通はよい．
・捕　食：食品の取り込み良好．
・準備期：咀嚼運動拙劣・緩慢，食塊形成やや不良，奥舌への送り込みやや不良．
・口腔期：咽頭への送り込み良好．
・咽頭期：嚥下反射の遅延，喉頭侵入あり，喉頭蓋谷・梨状窩に残留．
・食道期：蠕動運動やや不良，胃食道逆流少量あり．
評価→仮性球麻痺，左右の横向き嚥下，交互嚥下が有効．藤島のグレード2～3A（p.75，表1参照）．

■ 入院1カ月後2回目（1999年4月8日）
【30°リクライニング位】
・咽頭期：ゼラチン2gで誤嚥，反射的なむせは弱く，誤嚥物の喀出は一部可能，咽頭通過側は左，咽頭残留は右．
・その他は変化なし．
評価→体幹30～45°，1口量3g，意識して嚥下することと右横向き嚥下，複数回嚥下が有効．藤島のグレード5A．

■ 退院6カ月後3回目（1999年11月16日）
【45°リクライニング位】
・咽頭期：咽頭通過はやや不良，誤嚥なし，咽頭残留あり．正面向きでは残留増加．
・その他は変化なし．
評価→改善がみられる，1口量5g可，藤島のグレード5A．最終的に6～7Aが可能と考えられる．

【摂食条件】
● 姿　勢：45°リクライニング位
● 顔の向き：右横向き嚥下，ときどき左横向きの空嚥下で残留除去
● 1口量：ティースプーン1杯
● 食事内容：嚥下食Ⅰ（果汁・重湯のゼラチンゼリー）
● 時　間：45分で終了
● 食　後：終了後1時間以上の坐位保持

■ 退院後の生活

本人と70歳の妻，43歳の長男との3人暮らし．主な介護者は妻であった．吸入，吸引，OE法，食事介助の技術について継続的な指導が必要だった．本人は横向き嚥下を忘れ，口の中に食べ物を入れたまま話してしまい，ときどきむせていた．本人，妻ともゼリーしか食べられないことが不本意であり，「ゼリーばかりでは飽きてしまう」ともらしていた．

痰が多く，吸入・吸引は必要で，随意的な咳嗽が弱く，口からの喀痰排出が不十分だった．

汗かきで気温が上昇すると尿量が減少した．妻は小柄で移乗動作の介助が大変だといっていた．頻尿で日中1時間おきにトイレでの移乗介助をしなければならず，本人とともに転倒して隣家に助けを求めたことがあった．夜間は安楽尿器を装着していた．

明るい性格だったが病状の変化に不安があり，デイケアの利用を嫌がり，終日車椅子に座って屋内で過ごしていた．

■ 問題点

- 摂食条件の遵守ができず，吸引手技も不十分で誤嚥性肺炎を起こす危険性がある．
- 環境と状態に合わせた注入量調整の判断ができず，脱水を起こす危険性がある．
- 摂食メニューの制約のため，食事への楽しみがなくなり，意欲が低下している．
- 介護者は妻1人で，介護疲労の危険性が高い．
- 不安定な移乗動作で転倒・転落を起こす危険性がある．
- 行動範囲が狭く，刺激が少ないため，精神機能が低下する危険性がある．

■ 訪問看護のかかわり

ADL全般に問題の多いケースであるが，ここでは摂食に焦点を絞る（**表1**）．

❶ 本人と妻は経口摂取への強い希望をもっており，ゼリーしか食べられない状態で退院になったことの残念さを吐露していた．黄色痰を喀出していたことから，気道クリーニングのケアと安全に摂食することに重点をおき，摂食条件を守る必要性を説明した．食事は1日1回昼食時にゼリー約200gを45分かけて摂取していた．

❷ 徐々にむせや痰が減少し，順調に経過したため，主治医に相談して退院2カ月後に嚥下造影で食事形態の変更が可能かを確認すること

表1 経過表

グレード	5A							
食事回数	OE法　濃厚流動食400mℓ＋白湯200mℓ×3 1日1回							
食事内容	嚥下Ⅰ5品　嚥下Ⅰ3品 　　　　　嚥下Ⅱ3品				嚥下Ⅱ4品　嚥下Ⅱ3品　嚥下Ⅲ＋ゼリー 嚥下Ⅲ2品　嚥下Ⅲ4品			
摂取量	200g	350g	350g		500g	317g	350g	
摂取時間	50分	40分	40分		40分			
CRP		2.7	1.3　0.4	1.7	0.3		0.8　0.2　0.5	
検査	VF				VF			VE
訪問看護	週1回							
栄養指導		訪問指導			訪問指導		外来指導	外来指導
退院後月数	1カ月	2カ月	3カ月	4カ月	5カ月	6カ月	7カ月　9カ月	14カ月

した．検査結果は咽頭残留が以前より減少し，誤嚥もないため在宅で段階的摂食訓練を開始した．

❸ 適切な食形態で訓練するために病院の嚥下食Ⅱを持参した．誤嚥の有無は，嚥下後の発声，頸部聴診，酸素飽和度の変化で判断し，日常的には妻に発熱や咳，痰の状態を観察してもらった．3週間問題なく経過したため，訪問栄養指導を導入して，妻が嚥下食Ⅱの調理をできるようにした．

❹ 順調に経過したため，主治医の許可を得て2カ月後からミキサー食とゼリーの交互嚥下を看護師のみで在宅で訓練した．1カ月後，再度嚥下造影を行い，粥の摂食状態を確認した．咽頭残留は認めたが，誤嚥はなく，ゼリーとの交互嚥下なら安全であること，その他の摂食条件は変更できないことを再確認した．

❺ 本人と妻に嚥下造影のビデオを見せて，今後も摂食条件を守り続ける必要があることを説明した．本人と妻は食べられる食品が増えるたびに喜び，久しぶりに粥が食べられたときは感激していた．しかし，摂食量は300〜400gから増えず，妻の介護負担と誤嚥の危険性を減らすために経口摂取は1日1食とし，あとはOE法で注入した．

❻ 義歯が合わず潰瘍形成がみられたため，往診してくれる歯科医師を探し，義歯の補整をしてもらうと咀嚼がしやすくなった．

❼ 当初はデイケアへ行くのを嫌がっていた本人も妻の介護負担を理解し，退院1カ月後から週3回利用するようになった．施設では嚥下食の準備は不可能でOE法のみとした．施設側ではOE法を知らなかったが，担当者に手技について説明した．本人が「自分で胃チューブを飲み込むことができる」ことから受け入れてもらうことができた．

■ 嚥下機能評価のまとめ

OE法は注入のたびに胃チューブを口から飲み込むため，嚥下訓練になる．また，常に胃チューブが入っている状態は避けられる．

この症例の場合は，自分で胃チューブが飲み込めたため妻や施設の負担が減少した．経口摂取は楽しみではあるが妻の負担も誤嚥のリスクも大きかった．

OE法との併用で栄養状態を保つことができ，退院後6年間合併症を起こすことなく在宅療養を継続している．

■ 苦労した点・ポイント

■ 在宅で段階的摂食訓練を行う場合は，いつまで，どのように行うかを本人と家族に明確に説明する．安全第一とし無理をしないこと，外来診察や検査で状態を確認し，主治医から指示を受けて行うことが大切と考えている．

■ 特に食事形態は適切なものでなければならないため，訪問栄養指導を依頼したり，市販の製品などで適切なものを提供していく必要がある．

■ 進行の仕方は訪問頻度の影響を受ける．利用者の金銭的負担も関係するためケースバイケースになり，訓練として望ましい形は決めにくい．また，日常的に全身状態の観察と異常時の早期対処を家族ができるようにしておかなければならない．

■ 在宅介護は介護状況を見極め，本人の希望と家族の介護の限界の折り合いをつけ，双方にとって継続できる方法をともに考えていくことが必要である．

■ 文献
1）藤島一郎：脳卒中の摂食・嚥下障害．第2版，医歯薬出版，1998．
2）藤島一郎：口から食べる 嚥下障害Q&A．第3版，中央法規出版，2002．
3）藤島一郎 編著：よくわかる嚥下障害．永井書店，2001．

3 重度嚥下障害へアプローチした例（重度仮性球麻痺）

【患　者】30歳，右利き男性
【病　名】脳出血
【既往歴】高血圧
【現病歴】2001年1月，道端で倒れているところを発見され，急性期病院へ搬送された．CT上両側の被殻出血脳室穿破が認められ，穿頭血腫除去術施行．1月16日，開頭血腫除去術施行．2月6日，V-Pシャント術施行．4月12日，他院へ転院．その後リハビリテーション病院を含む6病院を転々とする．前医では嚥下造影を施行し，バルーン法を中心に訓練を行ったが，3カ月後の嚥下造影でも誤嚥が認められ，経口摂取困難と診断された．栄養は間欠的経管栄養（OE法）．2003年5月下旬，嚥下相談を経て嚥下の評価目的で当院入院となった．

■ 入院時所見
- 右口角から流涎が顕著
  →随意的な唾液の嚥下困難あり．タオルで拭いていた．
- 舌の右への偏位あり
- 舌の挙上困難あり，やや高口蓋
  →舌は硬口蓋につかない．
- 口腔器官に運動制限あり
  →口唇の横引き：左10mm，右は困難．
- 発声困難あり

■ 考えられた障害
- 両側被殻出血による重度仮性球麻痺
- 顔面神経麻痺
- 音声障害，構音障害

■ 摂食・嚥下機能評価
【スクリーニング】 DVD▶㉛
　嚥下反射の誘発（30°リクライニング位で施行）
- 随意的な空嚥下困難．吸引必要．
- アイスマッサージでの空嚥下困難．
- 左のK-point刺激（p.54参照）で右の口角反射あり：その後咀嚼様運動に続き，嚥下反射が誘発され，再現性があった．
- ゼラチンゼリーのスライス型食塊1gをK-point刺激でむせなく嚥下可能．

【精　査】
❶ 構音検査
- 発声発語器官の様子：舌の右側への偏位あり，鼻唇溝 右＜左，やや高口蓋
- 反射：口角反射（＋），咽頭反射（－），口蓋反射（－）
- 知覚：顔面，口唇 右＜左
- 流涎：右口角〜中央から常時多量に流涎あり
- 呼気持続：[h：]（ハァー）2秒
- 発声持続：[a：]（アー）　困難
- 粗大運動
  ・軟口蓋……挙上困難
  ・口　唇……口角可動域10mm，横引き：右困難＜左10mm，すぼめ困難
  ・下　顎……下制・挙上，分離運動困難で顔も上下する
  ・舌………口唇からの突出6mm，随意的な挙上困難
- 交互変換運動：口唇のすぼめ，横引きは1回/5秒（左のみ），舌の突出後退は困難
- 協調運動：いびき，舌打ち，咳ばらい，頬を膨らますなどの運動は困難

3 重度嚥下障害へアプローチした例（重度仮性球麻痺）

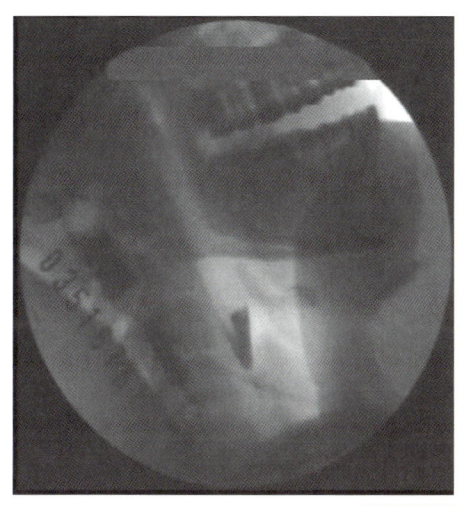

写真1 初回嚥下造影（VF） DVD▶32

❷ **嚥下造影**（5月20日・写真1）．
- 体　位：30°リクライニング位，頸部前屈，正中で施行．
- 模擬食品：ゼラチンゼリーのスライス型食塊2gから施行．とろみ付き水分まで．

■ 嚥下造影のまとめと問題点
- ゼラチンゼリーの丸のみは誤嚥なく摂取可能．ただし，送り込み運動はみられなかった．K-pointを刺激すると，刺激後に舌で咽頭への送り込み運動がみられ，誤嚥なくスムーズにゼラチンゼリーの摂取が可能だった．
以上のことから，スライスゼリーの丸のみだけでなく，K-point刺激を利用したほうが，口腔から咽頭までの一連の自然な嚥下運動が誘発可能で，訓練法として適当と考えた．1口量は3gとした．
- 濃いとろみ付き水分は，3mLを奥舌に入れK-point刺激を与えると誤嚥なく嚥下可能だった．4mLを前舌に入れると口腔・咽頭に残留が生じたが，K-point刺激による空嚥下で減少した．
- 食道内残留，胃食道逆流はなかった．補助栄養として，OE法が60°リクライニング位の姿勢で，口角から45cmの位置で問題ないことを確認した．
- 藤島のグレードは5A（一部栄養摂取が経口から可能）だった．
- 内視鏡検査では，咽頭に泡沫状の唾液の貯留が観察され，一部誤嚥の所見が認められた．
- K-point刺激による複数回嚥下が残留除去に有効だった．声帯の閉鎖に問題はなかった．

■ 方　針
STによる間接訓練および摂食訓練を施行．K-point刺激を訓練に用いている場合，訓練が進むにつれ，刺激がなくても嚥下可能になる症例が多いことを経験している．本症例においても本人と母親に指導し，摂食以外の時間に随時，間接訓練として舌圧子などでK-pointを刺激し，嚥下反射を誘発させた．
主栄養はOE法で摂食量に応じて調整する．

■ 目　標
❶ **短期目標：グレード5**
短期目標達成のための手順を以下に示す．
- 嚥下食Ⅰ（均一なゼラチン寄せ相当）1食の安全な摂食を可能にする．
- 本人と母親にK-point刺激法を指導し，間接訓練として施行する．
- 母親にK-point刺激による摂食訓練方法を指導し，単独で施行可能とする．
- 発声訓練を行い，随意的な発声を可能にする．
- 嚥下食Ⅱ（不均一なゼラチン寄せ相当）へ食形態を変更する．
- 摂食量に応じてOE法を併用する．

❷ **長期目標：グレード7**
- 嚥下食Ⅱを1日1食から段階的に3食にする．
- 最終的に嚥下食Ⅲ（全粥ミキサー食相当）へ食形態変更を目指す．

■ 訓練計画
❶ **摂食条件** DVD▶33
- 食形態：嚥下食Ⅰ（ゼラチンゼリー100g×3～4個程度）
- 1口量：嚥下スプーンにスライス型食塊3g（嚥下スプーンの幅以内で厚みが3mm程度）．

- ■ 体　位：30°リクライニング位とし，頸部には枕を2個かい，前屈位．
- ■ 摂食方法：①ゼラチンゼリーのスライス型食塊3gを，嚥下スプーンで前舌においた後，左K-pointをかるく触れ，スプーンを抜く．②2～3口に1回K-point刺激で残留除去のための複数回嚥下．③ときどき発声させて残留・誤嚥の確認をする．④食事の最後に空嚥下を数回行う．⑤60°リクライニング位以上を2時間保持．
- ■ 摂食時間：最大45分
- ■ その他：摂食訓練中は血中酸素飽和度を計測する．

❷ 条件の変更

　摂食量2/3以上が3回以上続き，発熱，CRPの上昇などの症状がなければ，医師に報告，相談し，1食の量や回数を増やすなどの変更を行う．食形態の変更については次の段階の食事（嚥下食Ⅰ施行中であれば嚥下食Ⅱ）をSTが1品試行し，問題なしと判断すれば，医師と相談し変更する（段階的摂食訓練）．

■ 経　過

　症例の訓練経過を**表1**にまとめた．

【転院時の摂食条件】

- ■ 食形態：嚥下食Ⅱ（ゼラチンゼリー食で，ざらつきのある食材〈野菜，肉，魚など〉とテルミール®（p.127参照）などの高カロリー経管栄養剤のゼリー100g×4～5個程度）
- ■ 1口量：嚥下スプーンにスライス型食塊5g（嚥下スプーンの幅以内で厚みが5mm程度）
- ■ 体　位：30°リクライニング位とし，頸部には枕を2個かい，前屈位．
- ■ 摂食方法：①ゼラチンゼリーのスライス型食塊5gを，2～3口に1回K-point刺激で摂食．②4～5口に1回複数回嚥下．③発声による誤嚥・残留の確認．④食事の最後に空嚥下を数回行う．⑤60°リクライニング位を2時間保持．
- ■ 摂食時間：最大60分
- ■ その他：摂食訓練中は血中酸素飽和度を計測．

■ 苦労した点・ポイント

■ 症例に対する正しい評価と訓練方法の選択

　本症例は重度仮性球麻痺で，K-point刺激法，30°リクライニング位，頸部前屈位，ゼラチンゼリーのスライス型食塊の丸のみ法，複数回嚥下などのリハビリテーションテクニックを組み合わせて摂食訓練を行った．1年以上経口摂取していない症例に対し，短期間（3週間）で効果をあげた．

■ 安全な摂食訓練の条件設定

　嚥下造影は診断的検査であり，治療的検査でもある．検査中にいろいろと条件を変え，リハビリテーションテクニックを試行しながら，残留や誤嚥を防ぐ方法を探索し，臨床場面の検証を行い，安全に摂食訓練可能な条件を設定することが目的である．またゼリー食からミキサー食への変更時などにVFやVEで確認できることは，安全に訓練を継続するために非常に有効である．初回VFで模擬食品の誤嚥はなかったが，唾液の貯留や誤嚥の所見がVEでみられるなど，検査を組み合わせることで弱点を補う．

■ 有効な訓練法について知る

　K-point刺激やスライス型食塊の準備には，薄くて平たい嚥下スプーンの利用が有効．本症例では，K-point刺激による嚥下反射の誘発は左側が右よりも有効だったが，左への刺激に反応しないときには右への刺激が有効だった．訓練を継続すると3～5回に1回程度，刺激するだけで，毎回嚥下可能になってきた．

■ 母親への指導

　不特定多数のスタッフよりも，手順を覚えれば着実に同じ方法で訓練を施行してくれる家族への指導は重要である．ポイントとしては，①手技について1つずつ確実に覚える，②繰り返し指導し，確認する，③最終的に1人で施行できるように，徐々に時間や方法を調整し，施行後もときどきチェックする，④1口量，摂食時間などルーズになりがちな条件についてはVFの検査場面に立ち会ってもらい，再度映像を一緒に見て，意義を説明することで理解を深めてもらう．

3 重度嚥下障害へアプローチした例（重度仮性球麻痺）

表1 訓練の経過

	種類	摂取量・時間	対応
5/21 （嚥下造影翌日）	嚥下食Ⅰ	200〜250g, 45分	STによる摂食訓練を開始．摂食動作が途中で止まることがあり，毎回K-point刺激が必要．間接訓練として母親にK-pointの位置と刺激法を指導．
5/25		300g	発熱などなし．母親に摂食方法の指導を開始．
5/29		最長1時間まで （3回むせたら中止）	看護師が訓練時の体位を整える．条件付きで母親1人で摂食訓練可能とした．
6/1	嚥下食Ⅱへ変更	400g摂食可能，45分	
6/3		嚥下食Ⅱを1食→2食へ回数増	左の奥舌の挙上が改善傾向．問いかけに「ああ」と発声可能．
6/4			開口したままではなく，口腔内にスプーンを入れ，K-pointを刺激する前に口を閉じてから，刺激を与え，スプーンを抜く方法を取り入れた．
6/5		1食当たり450〜500g以上摂食可能，1日3食に変更	OE法での注入は1日1回，水分のみとなる（グレード6A）．K-point刺激を毎回与えなくても嚥下可能であることが増えた．ときどき動作が止まることは依然としてあるが，左右どちらかのK-point刺激で動作が再開された．
6/9	嚥下食Ⅲ（ミキサー食）の1品を試行	嚥下食Ⅱは3食安全に摂食可能	嚥下食Ⅲは嚥下に長時間を要す．今回の入院では嚥下食Ⅱがゴールと考えられた．
6/10		ゼラチンゼリー山型5gまでスムーズに摂食可能	2回目の嚥下造影施行（写真2）．濃いとろみ付き水分3mℓでむせのない誤嚥（silent aspiration）があり，さらに咽頭残留を除去しようとしたゼラチンゼリーの嚥下時にも誤嚥が認められたため，やはり嚥下食Ⅱレベルがゴールと判断． 内視鏡検査では，泡沫状の唾液の貯留はなく，発声による誤嚥物の喀出が可能．舌と口蓋の接触が不良であったため，今後，ミキサー食への形態の変更の際にはPAPの適応についても検討する必要があると考えられた． 嚥下造影に合わせて，転院後の訓練の継続と食形態の伝達を目的に，転院先のSTと栄養科スタッフに来院を要請した．K-pointによる摂食訓練の方法とゼリー食の調理について実技指導と伝達を行った．
6/14			母親単独で2〜3食の摂食訓練の施行が可能．
6/24			転院．最終グレードは6A（3食経口摂取可能だが補助栄養の併用が必要，要介助）
12月		ミキサー食を1日1食	30°リクライニング位で介助にて摂食している．OE法併用．

■ 訓練の継続，病院間の連携

前医のスタッフに依頼し，来院してもらい，同条件での摂食訓練を継続することが可能となった．報告書だけではなく，実技を伝達できたこ

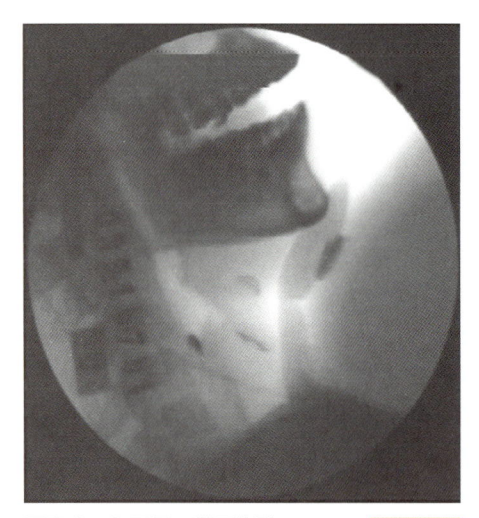

写真2　2回目の嚥下造影　DVD▶34

とは，今後の病院・病診連携に有効と考えられた．

■ 発声

10日ほどで随意的な発声が可能となったが，子音の発声は困難で，意思の表出にはトーキングエイドを用いることとした．

■ 嚥下スプーンの使用

薄くて平たい形状をしており，ゼリーをスライス型に切り出したり，口の中で裏返したり，K-pointを刺激するのに適しているスプーンを使用した．聖隷三方原病院ではこれを嚥下スプーンとよんでいる．

2004年に，介助や，自力摂取しやすくするために柄を長くし，開口障害の際でもK-pointに触れやすくするために後端に細い刺激部位を付けたKスプーンが発売された（写真3）．

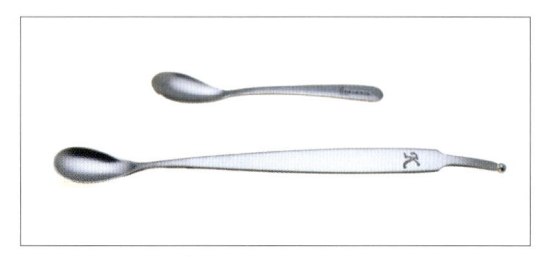

写真3　嚥下スプーン
（上：本症例で使用した嚥下スプーン，下：Kスプーン）

■ 文献

1) 聖隷三方原病院嚥下チーム：嚥下障害ポケットマニュアル．第2版，医歯薬出版，2003. p.73-75, 82, 84-85.

Column

〔咽頭残留があるかどうかわからないときは？〕

　一般に嚥下障害のある患者さんは誤嚥とともに咽頭残留が問題といわれます．しかし，普段の摂食で咽頭残留があるかないかをどうやって見分けるのでしょうか？　咽頭残留は，頸部聴診・嚥下造影・嚥下内視鏡検査を行わないと確定できません．頸部聴診は経験が必要ですし，嚥下造影や嚥下内視鏡検査は機器がないとできません．咽頭残留があるかどうか未確定の場合は，咽頭残留があるものとして対応するのがよいでしょう．

　左右横向き嚥下をしながら摂食をしたり，確実に複数回嚥下をしてもらったり，交互嚥下を行ったり，数口ごとに咳払いをして空嚥下をしてもらうなどの対処をします．本当に咽頭残留があるかはわかりませんが，少なくとも咽頭残留によるリスクは軽減できるはずです．

4 最終的に手術し経口摂取が確立した例（球麻痺）

【患　者】59歳，右利き男性
【病　名】くも膜下出血術後，水頭症
【既往歴】特になし
【現病歴】1997年2月12日，激しい頭痛と意識障害で発症．同日，近医脳神経外科にて，右椎骨動脈解離性脳動脈瘤のクリッピング手術を受けたが，術後脳血管攣縮により脳梗塞を生じた．その後，水頭症に対してV-Pシャント術を受けたが，術後シャント感染により何度か意識レベルが低下．気管切開を行い呼吸管理された．再度シャント術を受けてから，状態も安定し，リハビリテーションが開始された．しかし，経口摂取は困難でNGチューブ留置となっていた．同年，10月23日に嚥下訓練目的にて当院へ入院となった．

■ 画像診断
- CT所見では明らかな病変はないが，全体的に萎縮傾向．
- MRIはクリッピングをしているため施行せず．
- 延髄病変は，画像上確認されていないが，後に行った輪状咽頭筋切除術の際，病理所見で右の輪状咽頭筋が神経原性の筋萎縮を示していたことと，臨床所見から右延髄病変があると考えた．

■ 入院時（初診時）所見
① 覚醒は良好で，気管切開があるため発語は困難だが日常会話も筆談で可能．日付，見当識など誤りなく，病識もしっかりしていた．
② 体幹のバランスが悪く，坐位保持困難．移動も立位でふらつきが強く，軽介助が必要であった．
③ 口腔から咽頭にかけての唾液の貯留が著明で，気管切開しているため，痰や唾液の吸引が頻繁に必要であった．嚥下反射があっても弱く，喉頭挙上も不良であった．

■ 考えられた障害
① 意識レベル，認知レベル：意識清明．明らかな認知障害なし．
② 神経学的所見：
- 身体－体幹，四肢の失調（右＞左），筋力低下（長期療養による）
- 嚥下－嚥下障害重度（口腔・咽頭期）
- 言語－運動障害性構音障害

■ 摂食・嚥下障害評価
【スクリーニング】
- RSST：2回
- 水飲みテスト：唾液の嚥下より困難なため実施せず．
- アイスマッサージ後の空嚥下：嚥下反射が起こりにくく，喉頭挙上も不良．嚥下後も唾液の貯留が口腔，咽頭とも著明で，吸引が必要であった．

【精　査】
- 初回（10月23日）嚥下造影（VF）を実施．30°リクライニング位にてゼラチンゼリーを用いて評価したところ，食道入口部開大不全があり，咽頭残留が著明（**写真1**）．誤嚥もみられるがむせはなかった．
- 頸部回旋や突出により少量の咽頭通過がみられた．

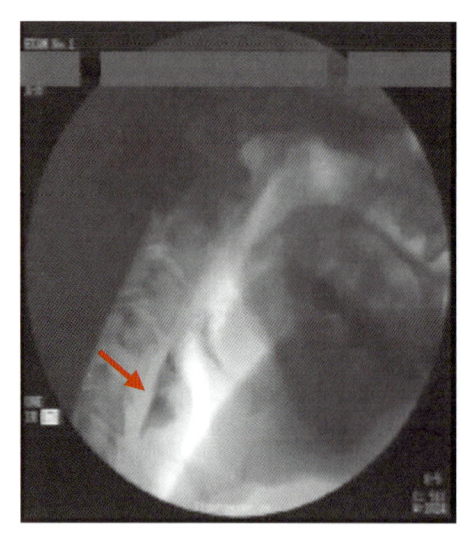

写真1　初回嚥下造影
（著明な咽頭残留がみられる）

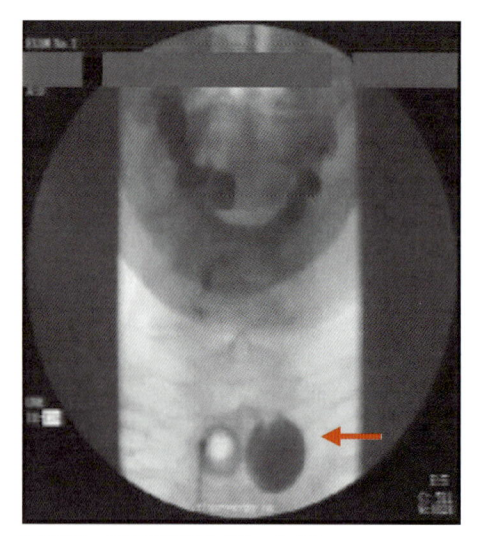

写真2　嚥下造影時バルーン法
（食道入口部の狭窄部を機械的に拡張）

- バルーン法により食道入口部の狭窄部を機械的に拡張し（写真2），咽頭通過の改善を試みたところ，咽頭通過に改善が認められた．
- 食道に残留がみられたが，60°に角度を上げると減少した．
- 嚥下内視鏡検査では，披裂部に腫脹があり唾液の貯留が著明．特に右側の梨状窩に多く唾液が貯留しており，一部気管への流入も認められた．右声帯の内転も不良で声帯の閉鎖は困難であった．

■ 嚥下機能評価のまとめ

- スクリーニング検査においては，嚥下反射の惹起不全があり，唾液の嚥下が困難なことから重度の嚥下障害が疑われた．
- 嚥下造影では，口腔内処理や送り込みにやや時間を要した．また，嚥下反射は起きても不十分で，食道入口部の開大不全が認められた．咽頭残留が著明で，誤嚥はあるが，むせはなかった．
- バルーン法実施後，咽頭通過の改善がみられた．食道通過は，残留が認められやや不良であった．嚥下内視鏡検査では，唾液の誤嚥，右反回神経麻痺が認められた．

■ 問題点

- 食道入口部開大不全による咽頭相の障害．
- 口唇，舌の運動障害による食塊形成，送り込みの障害．
- 右反回神経麻痺による声帯防御機構の低下．

■ 嚥下訓練の方針

- 間接訓練として1日2回バルーン法を実施：ST→看護師→本人，家族
- 30°リクライニング位，開始食（ゼラチンゼリー）より段階的摂食訓練開始：ST→看護師→家族（45°リクライニング位が可能となれば自力摂取も検討）．
- カニューレはスピーチカニューレに交換．定期的に採血を行い，炎症反応をチェック，全身状態の管理を行う：医師
- 補助栄養はOE法で間欠的に実施（3回/日）：看護師→今後も必要となれば家族，本人へ指導．
- 排痰訓練，体幹バランス，坐位訓練，体力アップ：PT

■ 目　標

- 最終的な目標：嚥下食Ⅲ（全粥，ミキサー食）

が3食経口摂取可能となる.
- 当面の目標：条件を守り安全にゼラチンゼリーの摂食が可能となる.

■ 訓練計画

❶ 短期計画
- バルーン法の実施．球状バルーンによる引き抜き法，間欠的拡張法の実施.
- ゼラチンゼリー摂食．条件は30°リクライニング位で頸部前屈．頻度と量を徐々に増やす.
- カニューレをスピーチカニューレへ変更し，痰や誤嚥物の喀出，発声を促す.

❷ 長期計画

嚥下食Ⅲ×2～3食＋必要なら補助栄養（OE法）を入院中のゴールとし，外来フォローでさらなる摂食量，食形態や角度のアップを目指す.

■ 経　過

症例の経過を**表1**にまとめた.

❶ バルーン法は，必ず摂食前に実施した．摂食訓練開始より経口量は増えた.

❷ 1月29日のVFで食物の誤嚥はないが，咽頭残留が著明で，嚥下内視鏡検査で唾液の気管への流入が認められた．唾液の誤嚥防止と咽頭通過改善のため，外科的治療（棚橋法）の適応があると判断し，2月6日に手術実施.

❸ 術後1週間目のVFでは，頸部突出にて食道入口部の随意的な開大が可能となった（**写真3**）食塊や唾液の通過も良好で，経口量は増え，唾液や痰の吸引も減った.

❹ バルーン法は術後の瘢痕狭窄防止のため，頻度は減らしながらも継続することとした.

❺ 退院時には45°リクライニング位で嚥下食Ⅲを全量摂取可能となったが，1食に50分ほどか

表1　摂食・嚥下訓練の経過

	10/23	11/20	1/29	2/6	2/7	2/17	3/18	4/14	9/2	7/8
	入院訓練実施 →								在宅フォロー →	
グレード	4A	5A	5A		4A	5A	5A	6A	6A	7
摂食訓練	ゼリー	嚥下食Ⅰ	嚥下食Ⅰ		ゼリー	嚥下食Ⅰ	嚥下食Ⅱ	嚥下食Ⅲ	嚥下移行食	消化食
摂取量	50g	200g	300g		100g	300g	500g	600～700g	600～700g	600～700g
時間	20分	40分	45分		20分	30分	45分	50分	50分	50分
食事頻度	1回	1回	2回		1回	1回	1回	1回	3回	3回
補助栄養	OE×3回 ………………………				OE×3回 …………………………→			OE×2回	水と薬のみ	なし
				手術						
体幹角度	30°	30°	30°		30°	30°	30°	45°	50°	60°
食事介助	ST	Ns	Ns＋家族		ST	ST＋Ns	Ns	本人＋Ns	本人	本人
バルーン法	間欠的拡張法　＋持続拡張法（8㎖）				引き抜き法					
	4㎖	6㎖	8㎖		4㎖	7㎖	8㎖	8㎖	8㎖	8㎖
唾液の誤嚥	(+++)	(+++)	(+++)		(++)	(++)	(++)	(++)	(+)	(+)
気管カニューレ	カフ付	スピーチ	スピーチ		カフ付	スピーチ	スピーチ	レティナ	レティナ	レティナ

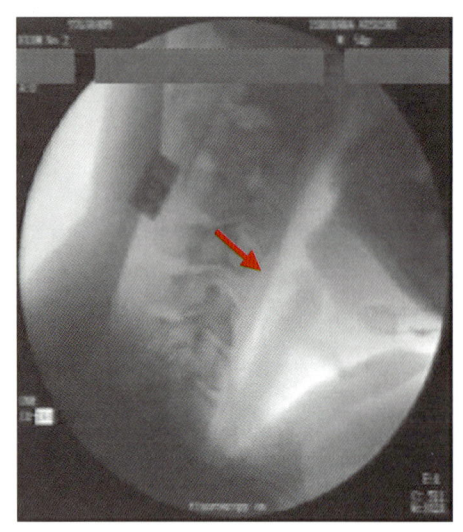

写真3　術後嚥下造影（頸部突出）
（食道入口部の随意的な開大が可能となる）

かるため，在宅では，昼のみ経口摂取し，朝夕は経管栄養（OE法）を行うこととなった．
❻ 退院後，外来フォローしながら長期的に改善し，1年後には，消化食を60°リクライニング位で3食自力摂取可能となり，経管栄養は中止した．

■ まとめ

現在は，坐位で普通食に近いものを1時間かけて経口摂取可能になっている．退院後も外来で，きめ細やかにかかわることで長期的に改善がある．ただし，最近のVFで咽頭残留があり，誤嚥のリスクはあるため，気管切開は閉じない方針となっている．

■ 苦労した点・ポイント
■ 唾液の処理

食物の嚥下が可能となっても唾液の嚥下や喀出がうまくいかず，吸引が手放せない場合がある．
→唾液は泡沫状で空気が混ざっており，軽いため，重力を利用して嚥下する球麻痺タイプの症例では，固形物の食塊に比べて嚥下しにくい傾向にある．初期から唾液の嚥下が困難で，ティッシュやガーグルベースに喀出することがあたり前になり，機能的に嚥下が改善しても癖となってその後も喀出してしまう場合もある．
→カニューレをスピーチ兼用タイプのものやレティナカニューレに変更することで，改善する場合がある．そのため当院では早い時期に交換することで，摂食訓練にも有利になるように配慮している．ただし，どうしても改善がみられず，誤嚥が多い場合は，本症例のように外科的治療を考える必要がある．

> ここに気を付けよう
> ● バルーン法は医師の指導下に行うこと．
> ● 特に，ワレンベルク症候群の急性期には行わないこと．

■ 文献
1) 北條京子ほか：輪状咽頭嚥下障害に対するバルーンカテーテル訓練法－4種類のバルーン法と臨床成績．日本摂食嚥下リハビリテーション学会誌，1997；1（1）：45-56.
2) 聖隷三方原病院嚥下チーム：嚥下障害ポケットマニュアル．第2版，医歯薬出版，2003.

5 多数の専門職がかかわって経口摂取が確立した例（チームアプローチ）

【患　者】30歳，右利き女性
【病　名】多発性硬化症
【既往歴】10代後半で多発性硬化症と診断され，寛解と再燃を繰り返しながら，在宅とリハビリテーション病院入院で療養していた．その後，身体障害者療養施設にて療養中である．
【現病歴】入院半月前より時折呼吸苦が出現．入院6日前より感冒症状があり，入院3日前に発熱．入院前日には痰の貯留，SpO_2の低下があり，呼吸困難にて当院へ入院となった．

■ 画像診断

入院時の胸部X線写真と頭部MRIを示す（写真1・2）．

■ 入院時所見

病歴聴取より，現病歴の事柄がわかり，以下の項目を観察した（表1）．

■ 考えられたこと

- 低酸素血症
- 痰の貯留が著明：気管支炎・肺炎などの呼吸器疾患の疑い．
- 脱水
- 低栄養
- 嚥下機能の低下：誤嚥性肺炎の疑い．
- 元々の疾患の再燃による呼吸機能の低下，またはそれが引き金となり再燃した可能性．

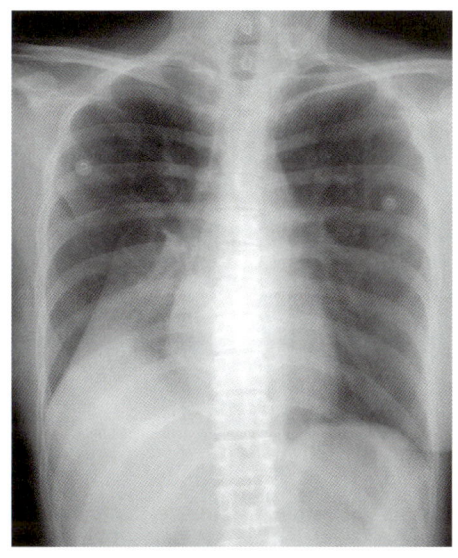

写真1　胸部X線写真
　　　（右下肺野に無気肺が著明）

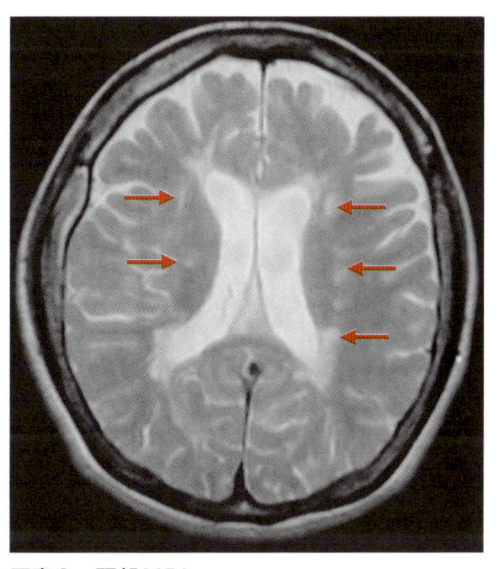

写真2　頭部MRI
　　　（病巣部→：深部白質に多発性の病変を認める）

表1 入院時の所見とアセスメント

項目	本症例の所見	アセスメント
意識レベル・高次脳機能 JCSやGCSで評価．コミュニケーションが図れるか	GCS E4, V5, M6. 意識清明，会話成立．高次脳機能障害はみられず．	意識障害・高次脳機能障害はなし．
バイタルサイン	血圧112/80mmHg，脈拍104回/分，体温36.7℃	血圧の低下，頻脈がある．発熱はなく，感染性は高度ではない．
呼吸状態 　呼吸状態（回数・様式），呼吸困難の有無，呼吸音，喀痰（性状・量），咳嗽（湿性・乾性）の有無，冷汗・チアノーゼの有無，SpO₂，血液ガス	呼吸速迫 30〜40回/分．努力様呼吸がみられた．呼吸困難あり．咽頭部に痰の貯留音が聴かれ，左右肺全体に断続性ラ音が聴取された．痰の喀出困難あり．吸引で白色〜黄色痰中等量あり．湿性嗄声はなかった．四肢冷汗はあったが，チアノーゼはみられなかった．SpO₂87〜88％．血液ガスpH 7.400，PCO₂ 42.3, PO₂ 43.0	痰の貯留・喀出困難著明でさらなる低酸素血症，CO₂ナルコーシス，無気肺を合併する可能性あり． 呼吸状態の悪化は，肺炎・気管支炎，疾患の再燃による呼吸機能の低下，誤嚥性肺炎を疑う． エネルギー消費量の増加．
口腔内の観察 　口腔内の乾燥・汚染の有無，下・口腔粘膜の状態，口臭	口腔内は乾燥しており，本人も「口の中が乾く」と自覚があった．腫瘍，潰瘍，痰のこびりつきなど口腔内汚染，病的症状はみられなかった．口臭なし．	口腔内の自浄作用の低下．脱水の疑い．
嚥下機能	空嚥下は困難．咽頭痛あり．	嚥下機能の低下が考えられる．
血液検査データ	アルブミン4.0, BUN 11, WBC 5470, RBC 465, Hb 12.7, Ht 40.3, CRP 0.4	炎症所見は低い．著明な脱水はみられない．
身長・体重・BMI	身長160cm, 体重42.7kg, BMI 16.6	やや痩せ状態である．

■ 治療・看護方針

主治医と協議して以下の治療・看護方針を立案した．

- 酸素投与し，低酸素血症の改善を図り，抗生物質投与により気管支炎・肺炎治療を行う．
- 理学療法士（PT）との連携により呼吸リハビリテーションを実施（体位ドレナージ，スクイージング，坐位保持など）する．
- 補液
- 呼吸状態が不安定のため安定するまでは絶飲食．呼吸状態が安定し次第，嚥下評価を行う．
- 口腔ケアを励行し，口腔内の清浄化を図る．
- 入院する前の状態の詳細（食事内容，摂取量，時間，むせや食事摂取体位など）を確認する．
- リハビリテーション科医師，言語聴覚士（ST）と共同して嚥下機能を把握する．

■ 摂食・嚥下機能評価

【精　査】

嚥下内視鏡（VE）を実施（写真3〜7）．

■ 嚥下内視鏡のまとめ

- 鼻咽腔内に血腫あり．
- 咽頭内への唾液残留ややあり．
- 左食道入口部に血腫あり．
- プリン，お粥，とろみ茶では誤嚥みられない．

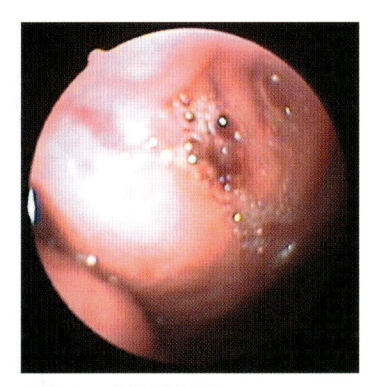

写真3　鼻粘膜血腫

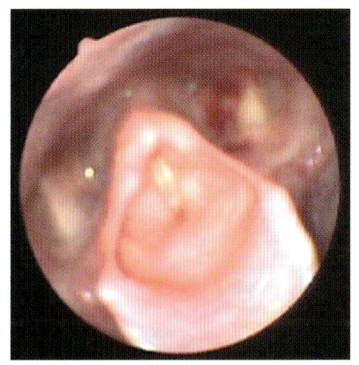

写真4　食道入口部血腫

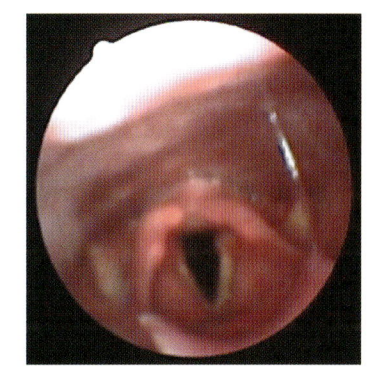

写真5　プリン摂取後

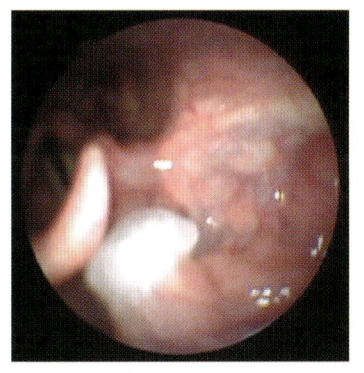

写真6　お粥摂取後

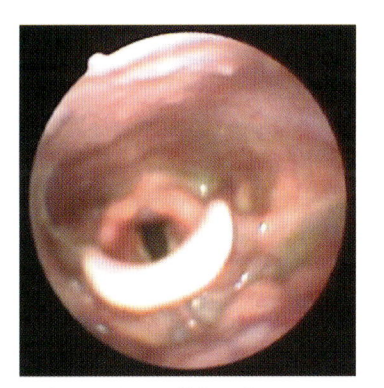

写真7　とろみ茶摂取後

- 食物残留は空嚥下で低下する．

■ 摂食訓練方法

　リハビリテーション科と協議し，最終的な目標を車椅子坐位で介助にて軟菜食を摂取とし，以下の訓練を立案した．
- 段階的摂食訓練で対応する．
- 息こらえ嚥下，1口量を確認し対応する．
- 水分はストローにて飲水する．
- 呼吸リハビリテーションを行う．

■ 経　過

退院前の胸部X線写真を示す（写真8）．

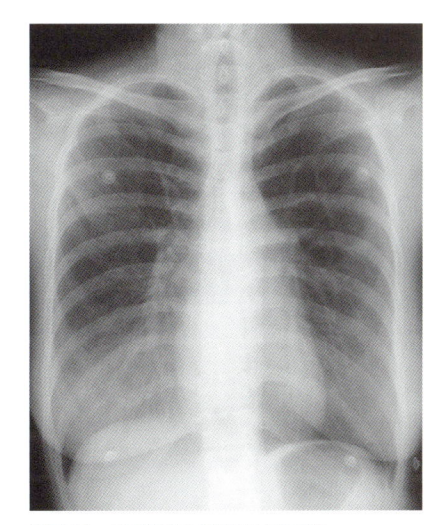

写真8　退院前の胸部X線写真

❶ 病棟専属の作業療法士（OT）がパイプ役となり，担当看護師（プライマリーナース）・リーダー看護師がカンファレンスや連絡ノートを活用し，密に情報交換を行った．
❷ 看護師が病棟でできる呼吸訓練法をPTより教わり，看護計画を立案し，病棟スタッフが統一したかかわりを行っていった．
❸ 食事はリハビリテーション科医師の指示により段階的摂食訓練で対応した．むせが頻発した場合や食事中のSpO_2が低下した場合は医師に連絡するようにし，スムーズに全粥，きざみ食まで摂取可能となった．水分もストローにてむせなく，1日必要量を確保できた．
❹ プライマリーナースは患者の病状，状態を把握し，本人の思い（早く帰りたい）を尊重し，主治医と退院の目安を相談し，退院の時期を本人とともに設定していった．
❺ 看護師は摂食時のリハビリテーションテクニック（息こらえ嚥下，1口量）をSTから教わり，看護計画に組み込んだ．

■ 施設・他部門との連携
- 入院後施設から送られる看護要約より患者の今までの状態，生活スタイル，食事内容，摂取方法を情報収集し，不足情報は電話にて確認した．
- 摂食訓練がうまく進まなかった場合を考慮し，施設にゼリー食やミキサー食での食事提供が可能かを確認した．
- 施設看護師に退院時の面談に参加してもらうよう連絡．その際，施設での呼吸訓練を中心としたリハビリテーションの必要性と，施設のPTにも面談に同席してもらいたいことを伝えた．
- リハビリテーション科医師，STに摂食の最終確認（食事内容，体位，1口量）を行った．

■ まとめ
- 患者が退院し，地域社会（在宅や施設）で療養する場合，患者，家族も含めて，主治医，プライマリーナース，院内のコメディカル（リハビリテーションスタッフ，外来看護師，ソーシャルワーカーなど），地域で患者とかかわる職種（リハビリテーションスタッフ，ケアマネージャー，訪問看護師，訪問ヘルパー，施設職員など）が情報交換することが大切である．
- 看護師は院内外の各部門と連携をとり，患者の退院前には，情報交換をする場を設定し，各部門が共通の情報と認識をもち，統一した看護やケアが提供できるようコーディネートしていく．これにより患者，家族の主体性もはかることができる．
- 入院時より患者の全身状態，社会背景を把握し，入院早期より退院を意識したかかわり（どうなったら，退院できるのか？＝ゴール設定）が必要となる．そのためには，患者の思い，家族の思いを聞き，病状の経過を常に把握していくことが大切である．

■ 苦労した点・ポイント
- 入院時所見をできるだけ細かくとり，アセスメントすること．
- 患者・家族の思いを傾聴する．
- プライマリーナースは患者の状態を常に把握しておく．
- 退院時には，患者，家族，主治医，プライマリーナース，院内外の各部門スタッフで入院の経過，今後の方針を共有しあう場（面談，カンファレンス）をもつことが必要である．
- 各部門がコミュニケーションをはかり，連携しあうことが必要である．

■ 文献
1) 才藤栄一，向井美惠，半田幸代 ほか：JJNスペシャル 摂食・嚥下リハビリテーションマニュアル．医学書院，1996．p.52．
2) 藤崎 郁：フィジカルアセスメント完全ガイド．学習研究社，2001．

第5章

口腔ケア

1 口腔内および口腔周囲の観察ポイント

　病棟における口腔ケアは，日常看護業務の中であたりまえのことと捉えられているが，実際には十分な口腔ケアが行われているとは言いがたいのが現状である．それにはさまざまな理由があると思われるが，他の看護業務に追われ，口腔ケアまで手がまわらないというのが一番の理由だろう．

　しかし，口腔ケアは行う必要があるものである．そこで口腔内に関する知識を増やし，口腔ケアの手順をしっかりと理解しておけば，より効率よく短時間で口腔ケアを行うことが可能となる．

　本章では日常看護業務の手助けとなるように，口腔ケア時の口腔内注意点および摂食・嚥下障害患者の口腔ケア手順などを記載した．

口腔ケアの目的

　口腔ケアにはさまざまな定義があるが[1]，ここでいう口腔ケアは，病棟で看護師が実施する口腔ケア，つまり口腔内の清掃および口腔粘膜の状態改善に主眼をおいた口腔ケアである．

　それには摂食訓練を開始するための前準備，つまり口腔内環境の整備という目的がある．細かくあげると以下のようになる．

- う蝕の予防，歯牙の保存
- 歯周疾患の予防，改善
- 粘膜損傷，乾燥など口腔内環境の改善
- 誤嚥性肺炎の予防

　このほかにも口腔ケアには，口腔およびその周囲に刺激を与え，廃用を予防する基礎訓練の意味も含まれる．

観察のポイント

　口腔内および口腔周囲は構造が複雑であり，細かくみていくときりがない．しかし異常な状態にはそれぞれ共通点も多いので，ある程度パターンがわかると異常に気づきやすい．

　摂食・嚥下障害患者において，口腔およびその周囲で問題となるのは基本的に「乾燥」，「痰」，「出血・潰瘍」，それから舌の「舌苔」，歯牙の「食渣・歯垢」である．これらの組み合わせで，口腔内汚染が形成されている場合が多い．それぞれの観察ポイントを以下に示す．

1 口　唇

　口唇は口腔の入口である．乾燥状態の口唇を無理に開けようとすると，疼痛や出血の原因となる．そのため，最初に口唇をチェックする必要がある．

- 乾燥はないか
- 出血，潰瘍はないか（1-1・2）
  出血や潰瘍がみられる場合は部位を特定し，アズレンスルホン酸ナトリウム（アズノール® 軟膏）やトリアムシノロンアセトニド（ケナログ®）を塗布する．
- 口唇・口角炎はないか（1-3）
  口唇は口角炎を起こし，出血しやすい部位である．

1 口腔内および口腔周囲の観察ポイント

1-1 薬疹による口唇炎
POINT しっかり湿潤させてから口唇のケアを行う.

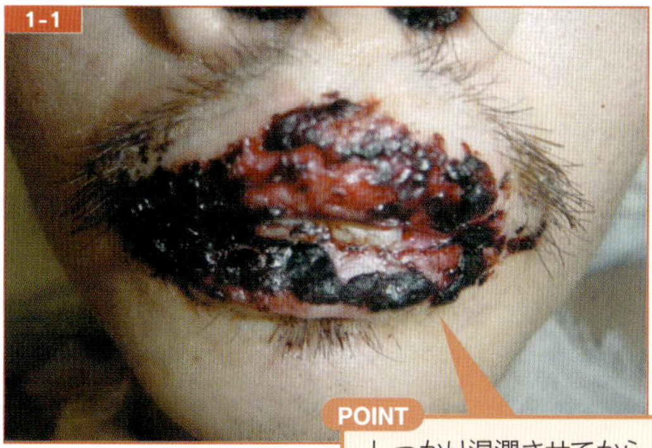

1-2 上口唇の潰瘍
POINT 適切な薬剤の使用により治療を早める.

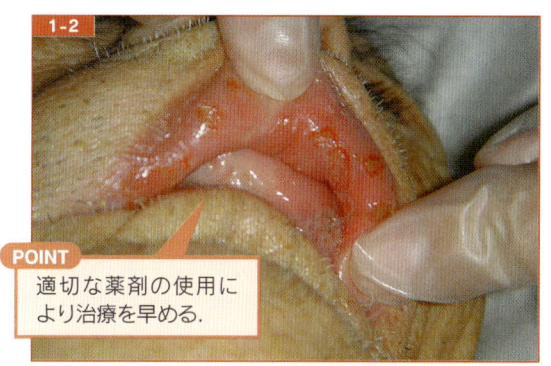

1-3 口唇・口角炎
POINT いきなり無理な開口をさせては出血させるだけである. 口腔ケア時にはしっかり湿潤させ, 場合によっては薬剤を塗布した不織布などを保護材として使用し, 患部に張り付けて行う.

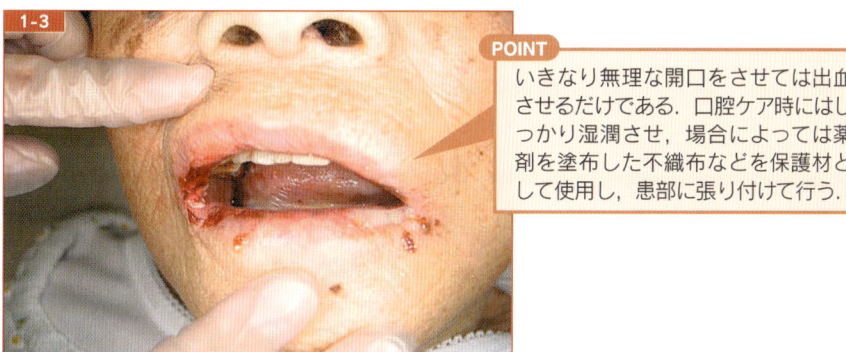

2 舌

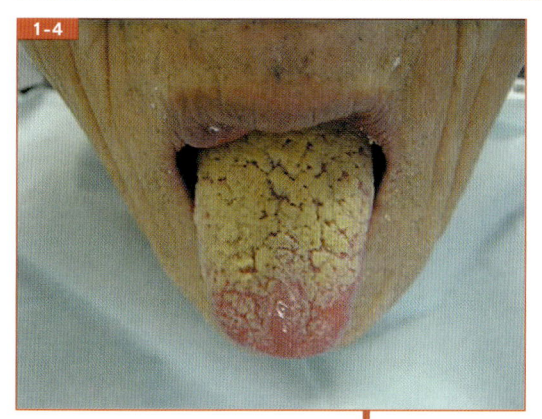

■ 舌苔はないか (1-4)

絶食時は舌が口蓋や食べ物に触れてこすれる頻度が減少するため, 舌苔が付着しやすい. 舌苔は細菌の温床なので舌ブラシを使用して機械的に清掃する. (1-5)

1-4 絶食時の舌苔

1-5 舌ブラシにて舌苔を除去する
POINT 過度にブラッシングすると舌を傷つけてしまうので注意が必要.

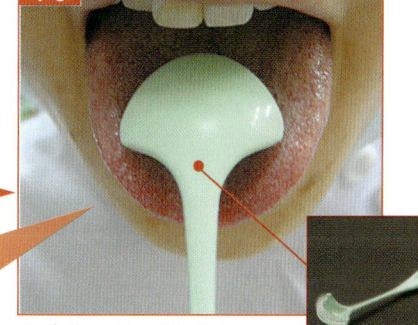

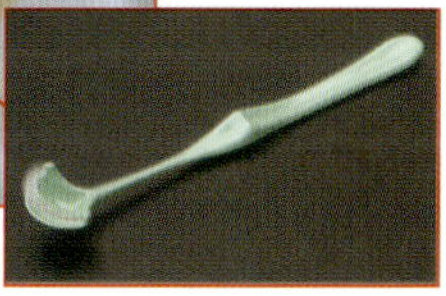

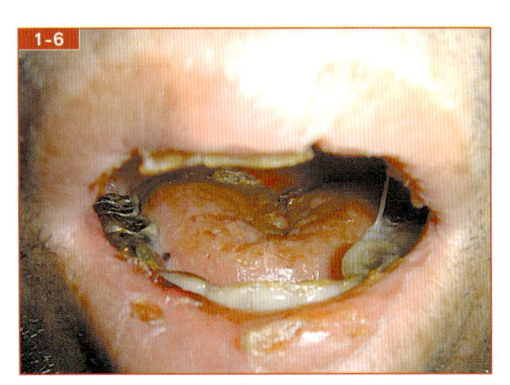

1-6

舌背の乾燥および痰，痂皮の付着

- 乾燥はないか
  口呼吸者は舌背部が乾燥しやすい．乾燥すると同時に舌苔も付着しやすくなる．
- 痰の付着はないか（1-6）
- 出血，びらんはないか（1-7）
- カンジダはないか（1-8）
  舌背上および左軟口蓋付近にみられるのがカンジダである．免疫力が弱まっているときなどに繁殖するカビの一種で口腔内常在菌である．舌ブラシによる機械的清掃，もしくはミコナゾール（フロリードゲル®）などの抗真菌薬を使用する．

POINT
アズノール®軟膏などを塗布し，炎症を抑える．

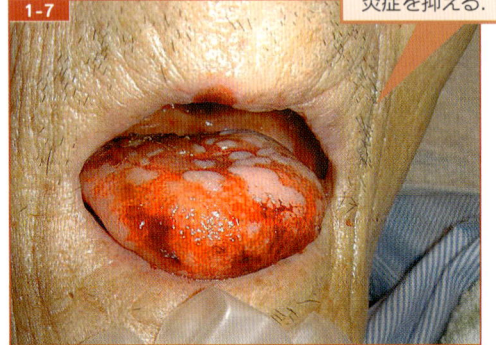

1-7

舌びらんによる出血（原因不明）

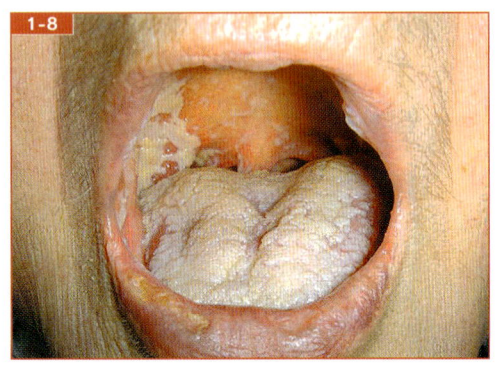

1-8

カンジダ症

3 口 蓋

1-9

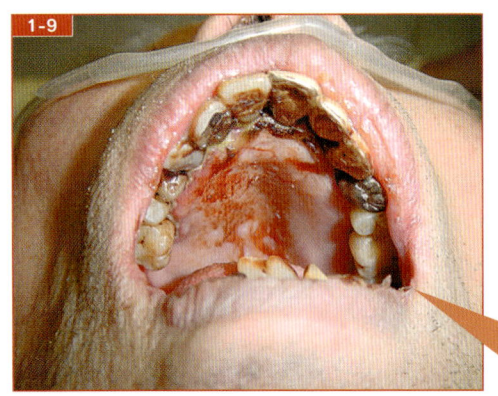

口蓋から上顎前歯口蓋側面（裏側）に乾燥痰の付着がみられる

- 痰の付着はないか（1-9）
  絶食中や肺炎後の患者においては，口腔内が乾燥し口蓋に痰の付着がよくみられる．その際には粘膜用の柔らかい歯ブラシを用いて痰を除去する．

POINT
柔らかい歯ブラシで痰を除去する．

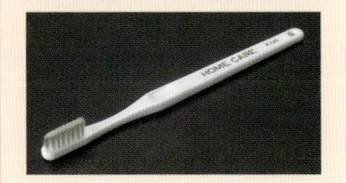

1 口腔内および口腔周囲の観察ポイント

■ 出血，潰瘍はないか（1-10）

POINT
出血傾向がある場合は，出血源を特定し，止血しつつ，その他の血餅を十分湿潤させて除去する．

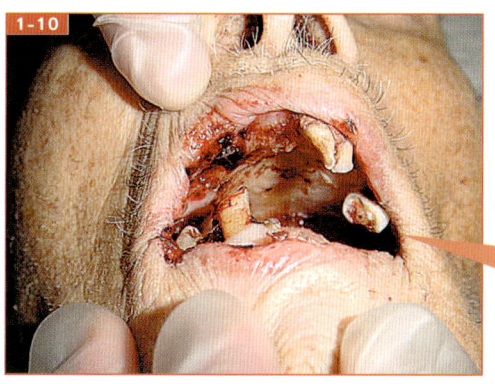

口蓋全体に出血がみられる

4 歯 牙

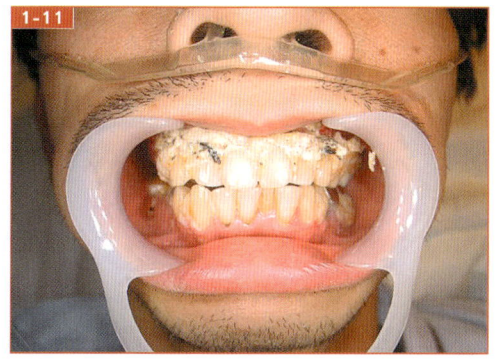

■ 食渣はないか（1-11）
摂食・嚥下障害患者は口腔内感覚の低下により，このように口腔前庭部に食物残渣の貯留がみられる場合がある．
■ 歯垢はないか（1-12）
■ 歯石の付着はないか（1-13）
下顎前歯舌側面（裏側）は特に歯石が付着しやすい部位であり，健常人でも付着しやすい．

口腔前庭部に食物残渣の貯蓄がみられる

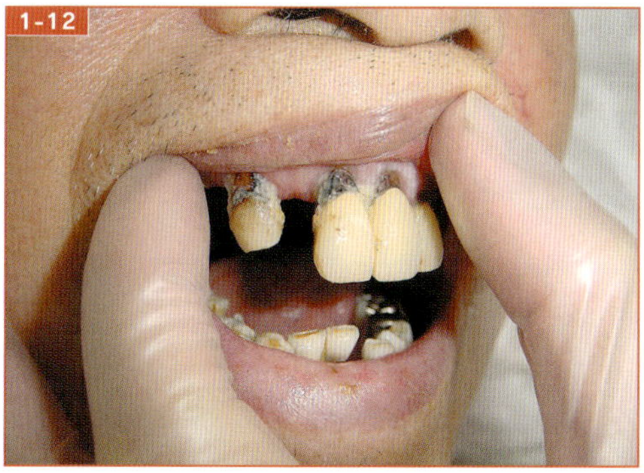

歯頸部に歯垢（プラーク）の付着がみられる

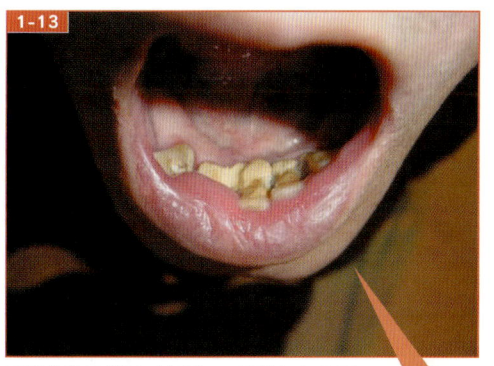

下顎前歯舌側面（裏側）に付着した大量の歯石

POINT
除去には特殊な道具が必要で，歯ブラシでは除去できない．

- う蝕はないか（1-14）
- 痰の付着はないか（1-15）

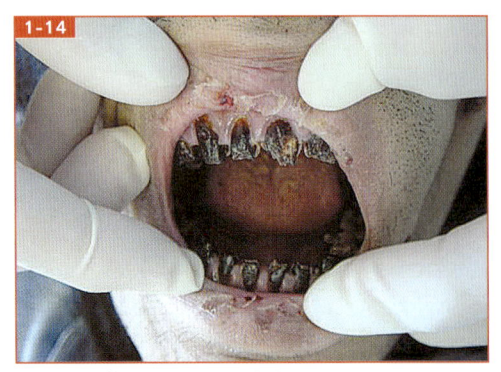

歯牙表面が脱灰し，黒色に変色している

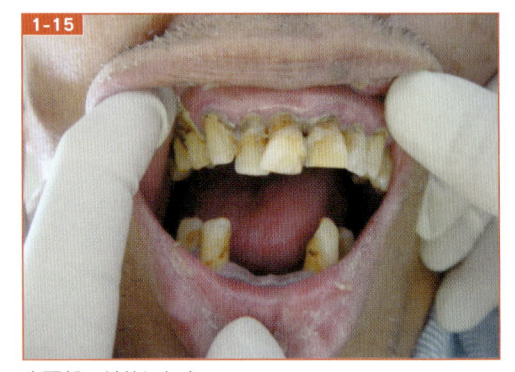

歯頸部に付着した痰

5 歯 肉

- 歯肉炎，歯周炎はないか（1-16・17）
- 出血はないか

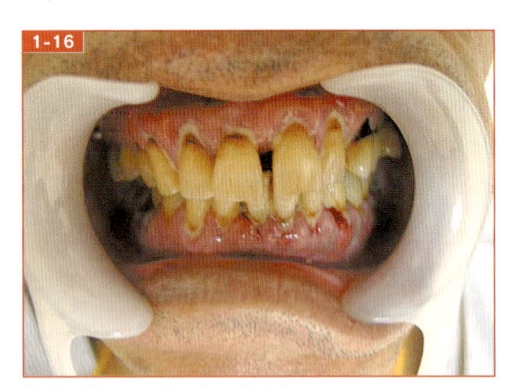

高度に進行した歯肉炎，歯周炎

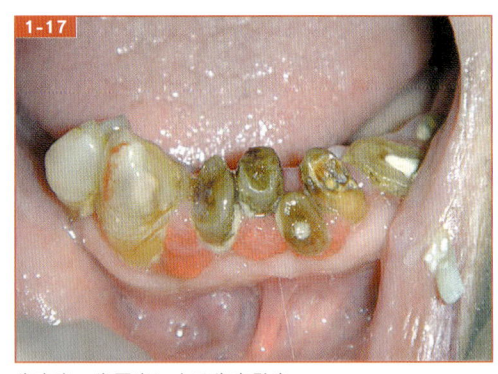

歯肉炎，歯周炎による歯肉発赤

6 頬粘膜

- 咬傷はないか（1-18）
- 口内炎はないか（1-19）

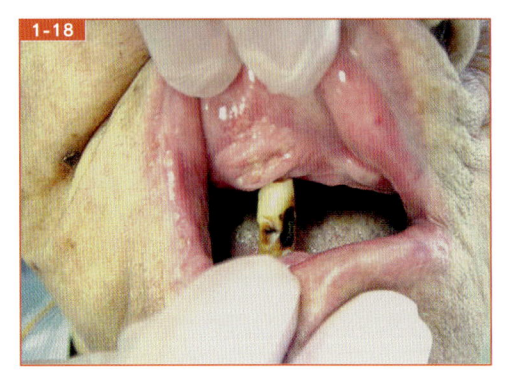

残存孤立歯による口腔粘膜の損傷

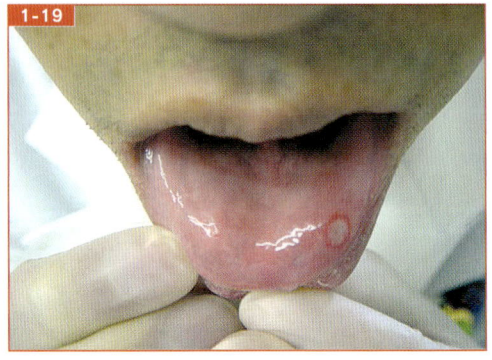

口内炎

1 口腔内および口腔周囲の観察ポイント

■ カンジダはないか（1-20）

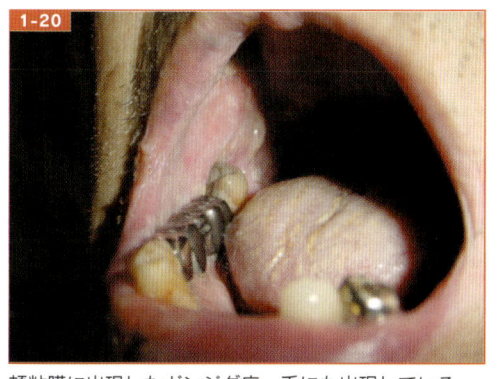

頬粘膜に出現したカンジダ症．舌にも出現している．

7 義歯

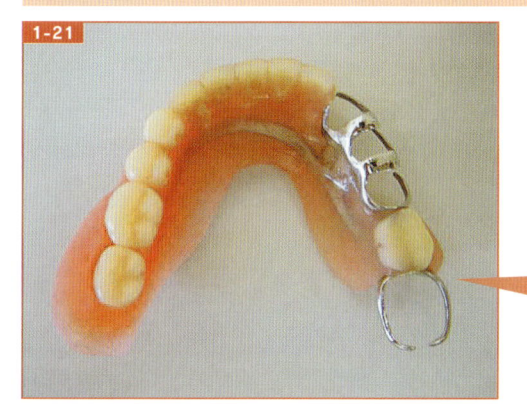

■ 総義歯か部分床義歯か（1-21）
■ 義歯が汚れていないか（1-22・23）

POINT
金属のバネ（クラスプ）周囲は汚れやすいので十分な清掃が必要である．

部分床義歯

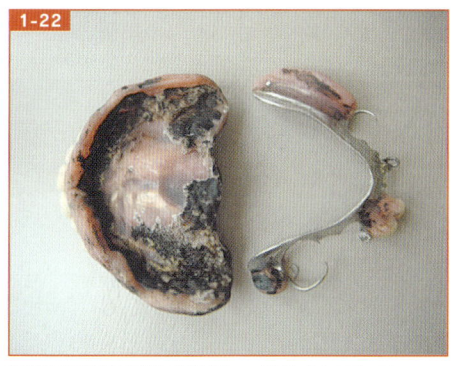

義歯修理用の材料が変色し，汚染されている．
黒い部分が修理材料

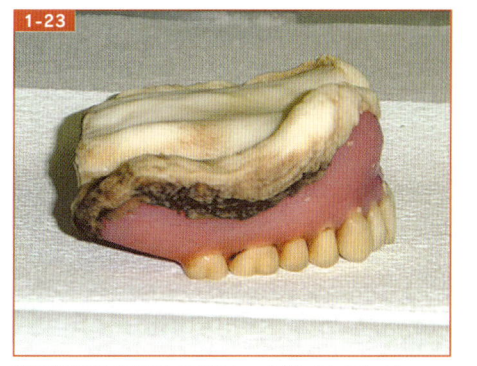

義歯修理用の材料が変色し，汚染されている．
白い部分が修理材料

2　基本的な口腔ケア

ここで紹介するのはあくまで基本的な方法である．

口腔ケアが必要な対象者はさまざまで，それぞれの状況に応じて方法を組み合わせて行う必要がある．

ここでは口腔ケアを行う際に，病棟で出会う頻度が一番高いと思われる摂食・嚥下障害患者で，高齢者，部分床義歯使用，残存歯牙あり，うがいが困難，という状況を想定したケア方法を紹介する．

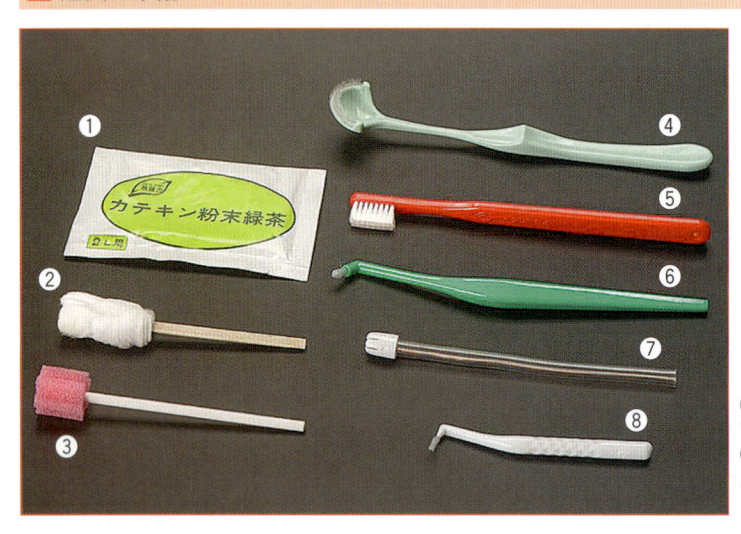

1 道具の準備

当院ではカテキン茶を使用し，口腔ケアを行っている．理由は適度な殺菌力をもちつつ，刺激が少ないことからである．また，高齢者の場合は受け入れやすい味であることも理由の1つである．

① カテキン茶（粉末状），② アイスマッサージ棒，③ スポンジブラシ，④ 舌ブラシ，⑤ 歯ブラシ，⑥ 1本磨き用歯ブラシ，⑦ 排唾管，⑧ 歯間ブラシ

2 方法

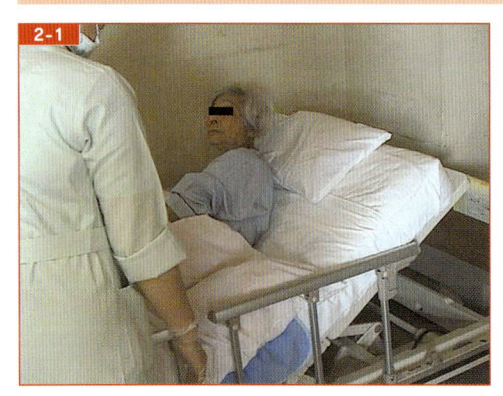

❶ 声かけを行い，覚醒を促す．

❷ 体位を設定する．（2-1）

可能ならば坐位，それが困難ならば30°頸部前屈，さらに困難ならば側臥位で行う．

❸ 口唇を湿潤させる．（2-2）
口唇に乾燥があると開口時に出血や疼痛の原因となるため，まずスポンジブラシなどを使用して口唇を湿潤させる．

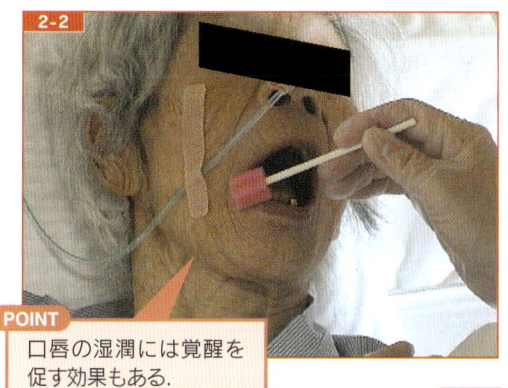

POINT
口唇の湿潤には覚醒を促す効果もある．

❹ 義歯をはずし，洗浄する．（2-3・4）
義歯は表面がきれいに見えるが実は汚れやすい．特に汚れるのはクラスプ（バネ）の部分，粘膜面（義歯の裏側）である．表面のぬめりが除去できるまで，歯ブラシや義歯専用のブラシで清掃する．

POINT
義歯を装着したまま口腔ケアを行っても十分には行えない．

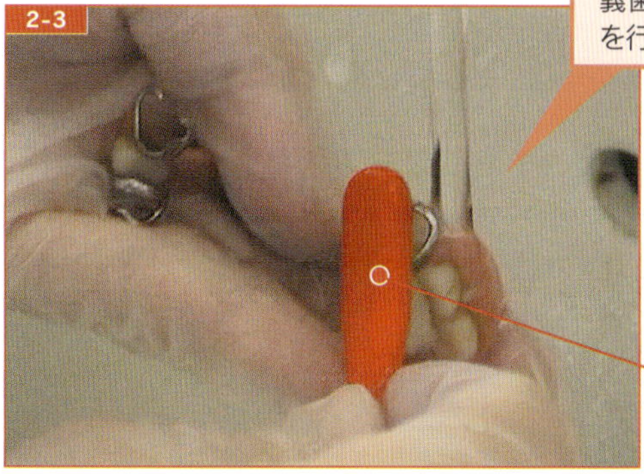

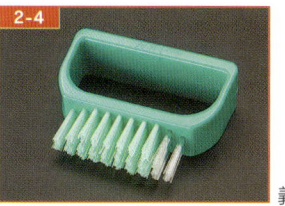

義歯用専用ブラシ

❺ スポンジブラシで大きな汚れを除去する．（2-5）
摂食・嚥下障害患者では口腔内に食渣が残留しやすい．まず大きな汚れを除去することで口腔ケアを効率化する．

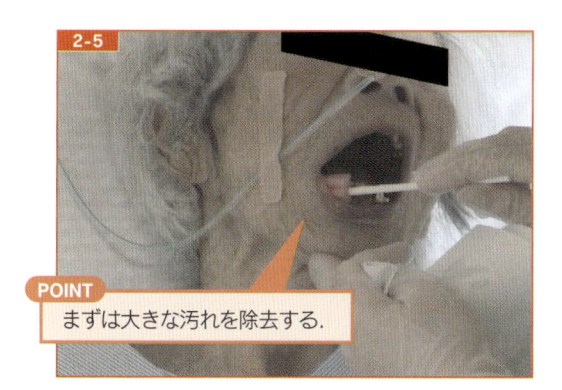

POINT
まずは大きな汚れを除去する．

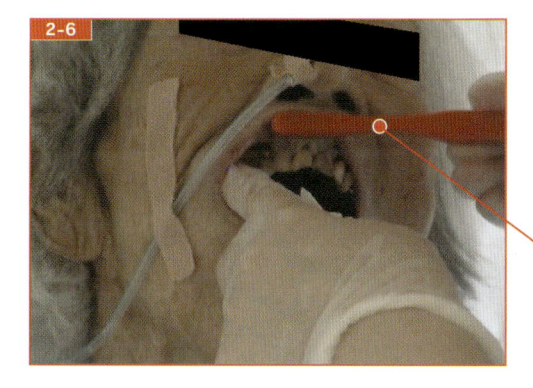

❻ 歯ブラシで歯牙を清掃する．（2-6・7）
横磨きで歯を清掃する．

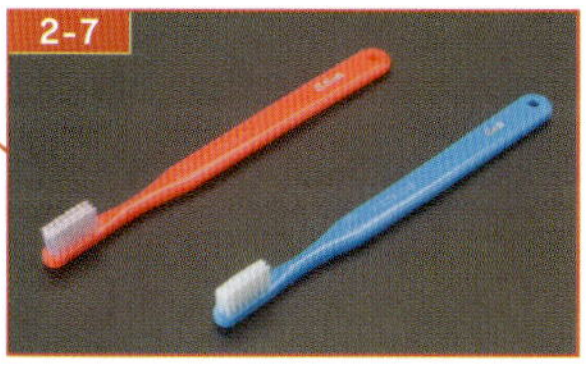

歯ブラシ

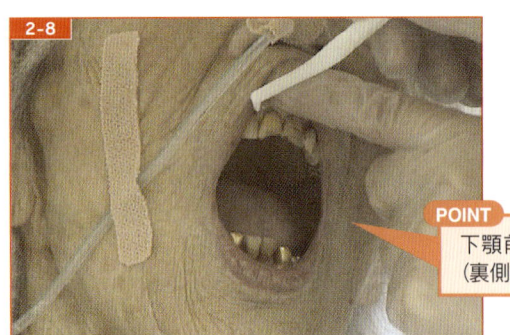

❼ 歯間ブラシで歯と歯の間を清掃する．（2-8）
歯間部には食渣のほか，乾燥した痰がつまりやすい．特に下顎前歯部および上顎前歯口蓋側面（裏側）はよくつまるので注意が必要である．

POINT
下顎前歯部や上顎前歯口蓋側面（裏側）はよくつまるので要注意．

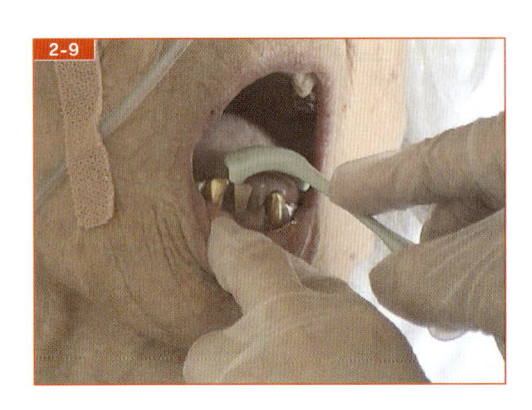

❽ 舌ブラシで舌を清掃する．（2-9）
❾ スポンジブラシで口腔内全体を清拭し，終了とする．

ここに気を付けよう

摂食・嚥下障害患者に対する口腔ケアで重要なのは誤嚥をさせてはいけない，ということである．つまり水分の扱いがポイントということになる．覚醒を促すのも，体位の設定もすべてこのためである．
うがいが可能な場合は手順 ❺ および ❾ の代わりにうがいが入る．
うがいも気をつけるべきポイントである．単に「うがいをしてください」というと，ガラガラと上を向いてうがいをしようとする場合が多い．咽頭へ水分が流れ込まないように口腔内に水分を留めるように「口の中だけでブクブクうがいをしてください」というべきである．

3 開口保持困難な場合の口腔ケア

　意識障害や痴呆などがあると，口腔ケアを行おうと思っても開口の指示が理解できない場合や，開口できても保持が困難な場合がある．ここではそのような状況への対策として，開口保持方法を紹介する．

1 下顎押し下げ法[2]

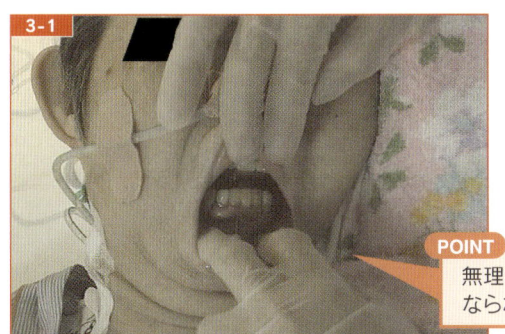

開口を指示しても開口困難な場合，術者が徒手的に開口をさせる方法である．（3-1）
① 下顎の口腔前堤部（歯肉と頬粘膜の間）に指を入れる．
② 下に押し下げることで力を加え，開口させる．

POINT
無理な力でこじ開けてはならない．

2 K-point刺激法

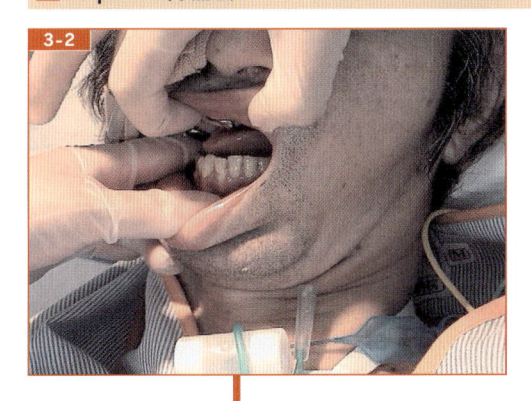

仮性球麻痺患者においてK-point刺激が有効な場合，これを開口保持に利用する（p.54参照）．
（3-2・3）

POINT
K-pointを刺激することで開口を促し，その間に口腔ケアを行っていく．

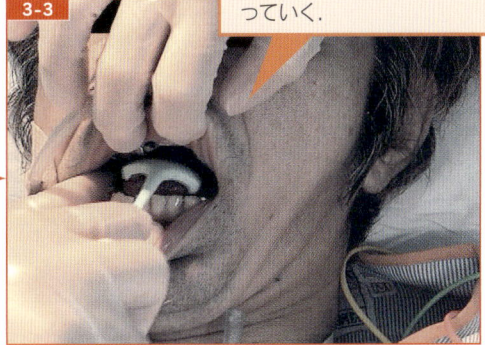

3 バイトブロックの使用

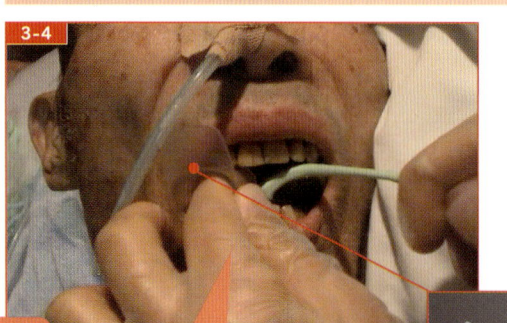

開口を指示しても，口腔ケア用の器具を口腔内に入れると噛んでしまう場合がある．さらに，前述のK-point刺激を行っても効果が少ない場合，バイトブロックの使用を考える．（3-4）

バイトブロックは基本的には臼歯部に挿入することで開口を保持する．

POINT
前歯部にバイトブロックを使用すると，前歯の構造上の問題から歯牙が動揺してくる恐れがある．また，歯周病が進行した動揺の強い歯牙にもバイトブロックはなるべく使用しないようにする．

- 歯牙がない無歯顎の場合（3-5）

割り箸にガーゼを巻き，デンタルフロス（糸ようじ）もしくはたこ糸で固定した自作のバイトブロックを使用する．こうすることで顎堤粘膜（歯肉）の損傷を予防する．

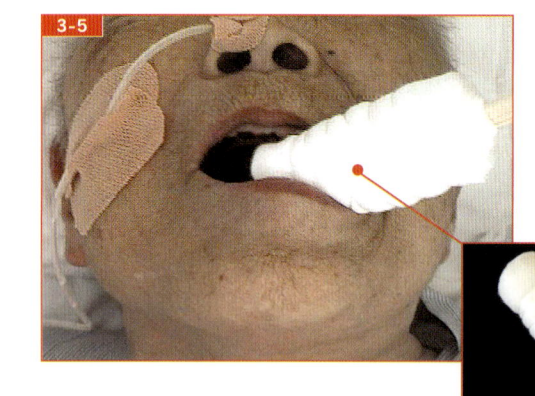

顎堤粘膜（歯肉）の損傷予防となる

Column

〔お茶ゼリーはおいしい？〕

交互嚥下や摂食訓練の初期にお茶ゼリーは大変重宝します．水分補給にも有効です．また，カテキンの効果で口腔内や咽頭内を清潔に保つことも期待できます．しかし，聖隷浜松病院でアンケート調査すると，「飲みやすいが，味・香りにひと工夫が必要」との結果が出ました．聖隷三方原病院や聖隷佐倉市民病院では患者さんの満足感を得るために，お茶ゼリーを作る際，「粉茶」を混ぜたり，食物繊維を混ぜたりしています．摂食訓練では絶対必要なお茶ゼリー．ぜひおいしく食べていただきたいですね．皆様のアイデアもぜひお聞かせください．

4 口腔乾燥に対する口腔ケア

　口腔乾燥の原因はさまざまである．唾液分泌能の低下は，シェーグレン症候群や頭頸部放射線治療後，また利尿薬の使用といった薬剤性のほかに，口呼吸，脱水，絶食状態によっても生じることがある．

　摂食・嚥下障害患者において，円滑に摂食訓練を開始するためには，口腔乾燥に対する口腔ケアが非常に重要となってくる．

1 口腔乾燥に対する口腔ケア

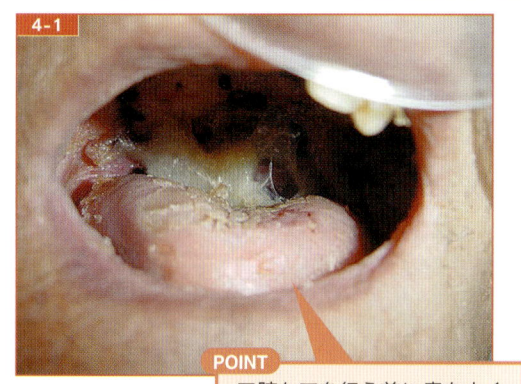

4-1

POINT 口腔ケアを行う前に痰をよく湿潤させる．

　絶食状態で口腔乾燥がある場合，多くは舌苔と痰の付着がみられる．(4-1)

　基本的な口腔ケア方法にのっとって口腔ケアを行っていくが，痰はよく湿潤させてから除去しないと粘膜を傷つけ，出血させる恐れがある．

- 湿潤時：保湿成分が含まれたマウスウォッシュ（ティーアンドケー）などを利用すると効率的である．
- ケア終了時：ゼリータイプの保湿薬であるオーラルバランス（ティーアンドケー）を使用し，湿潤状態を維持する．
- 患者自身が保湿することが可能な場合は，ウェットケア（キッセイ薬品工業）などの使用も効果的である．

【必要物品】

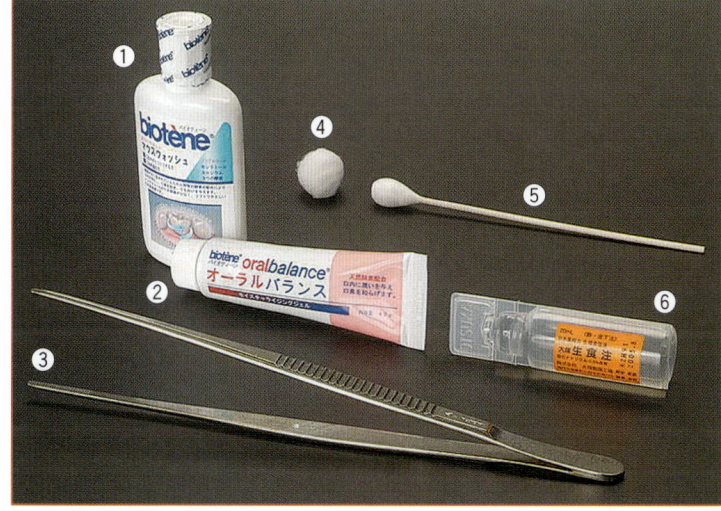

① マウスウォッシュ（ティーアンドケー），② オーラルバランス（ティーアンドケー），③ 鑷子，④ 綿球，⑤ 綿棒，⑥ 滅菌生理食塩水（大塚製薬）

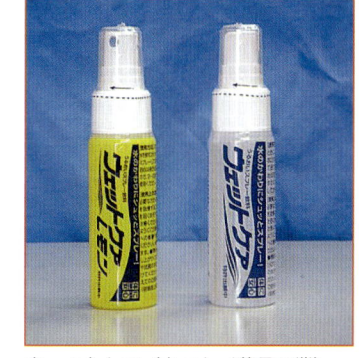

ウェットケア（キッセイ薬品工業）

2 咽頭に痰が多く貯留している場合

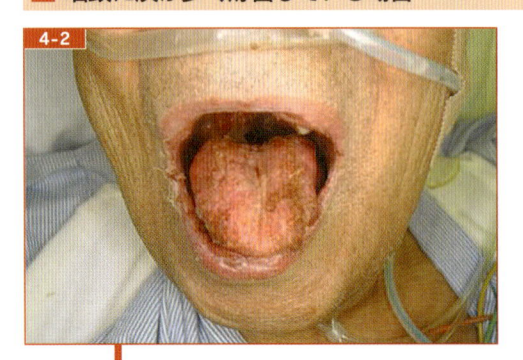

- 舌根部から咽頭に続く痰の貯留がみられる場合，咽頭にも痰が貯留している場合が多い．（4-2・3）
- 通常は吸引を行うことで除去可能であるが，適切な口腔ケアが行われていないと口腔・咽頭の乾燥が進行し，吸引では除去不可能になる場合がある．その場合は口腔ケアを先に行うと咽頭の痰も湿潤し，吸引しやすくなる．（4-4）

4-2

4-3 痰が咽頭にも付着している

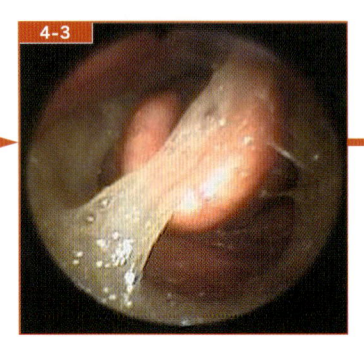

4-4 口腔ケア後の咽頭

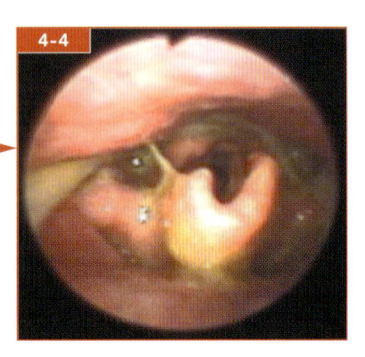

これはやってはダメ

適切な口腔ケアが行われないまま放置されると，咽頭の乾燥が進行し，適正な摂食機能の評価などできず，窒息の危険性もある．
重要なのは，このような状態になってしまってから何かをするのではなく，日頃から口腔ケアをしっかり行い，口腔・咽頭の乾燥を予防することである．

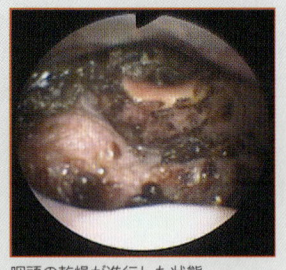

咽頭の乾燥が進行した状態

さいごに

　口腔ケアの方法にはこれといった定型があるわけではない．100人いれば100通りの口腔ケア方法がある[3]．しかし，基本的な方法は同じであり，それにいくつかの方法を組み合わせることで，その患者に対する適切な口腔ケア方法が決まるのである．忙しい日常の看護業務のなかでいかに効率よく口腔ケアを行うかという問題は，誤嚥性肺炎の予防や患者のQOL改善の意味から非常に重要である．
　上記の方法を組み合わせて，効率よく質の高い口腔ケアを提供していただければ幸いである．

■ 文献
1）金子芳洋：口腔のケアに取り組む視点．歯界展望 別冊，2003：8-9．
2）牛山京子：在宅訪問における口腔ケアの実際．医歯薬出版，1998．p.59-61．
3）小宮山ひろみ：口腔ケア．聖隷三方原病院嚥下チーム；嚥下障害ポケットマニュアル．第2版，医歯薬出版，2003．p.145-152．

付　録

付録1 学会・研究会・勉強会

- **日本摂食・嚥下リハビリテーション学会**
  学際的で多職種が参加，年1回の学術大会では一般演題とセミナーを開催，年2回，学会誌を発行．
  理事長：椿原彰夫（川崎医科大学）
  〒458-0817
  愛知県名古屋市緑区諸の木1-1704-202

- **日本嚥下医学会**
  耳鼻科，頭頸部外科の医師中心であったが，広くオープン参加が可能となった．基礎の研究発表，手術などレベルが高い発表がある（2012年『嚥下医学』創刊）．
  理事長：藤島一郎（浜松市リハビリテーション病院）
  事務局：九州大学医学部耳鼻咽喉科内
  〒812-8582　福岡県福岡市東区馬出3-1-1

- **日本嚥下障害臨床研究会**
  ST中心のメンバーで症例検討など活発な討論が特徴．
  事務局：広島大学歯学部歯科放射線科
  〒734-8553　広島県広島市南区霞1-2-3

- **北海道摂食・嚥下リハビリテーション研究会**
  事務局：北海道大学大学院歯学研究科口腔病態学講座口腔顎顔面外科学教室内
  〒060-8586　北海道札幌市北区北13条西7丁目

- **摂食指導自主研究会 "MOGU"**
  事務局：北海道函館養護学校内
  〒042-0916　北海道函館市旭岡町2

- **いわて摂食・嚥下リハビリテーション研究会**
  事務局：いわてリハビリテーションセンター内
  〒020-0503　岩手県岩手郡雫石町七ツ森16-243

- **東北摂食・嚥下リハビリテーション研究会**
  事務局：東北大学大学院医学系研究科肢体不自由学分野内
  〒980-8575　宮城県仙台市青葉区星陵町2-1

- **いわき食介護研究会**
  事務局：市川歯科医院内
  〒970-8045　福島県いわき市郷ヶ丘2-4-8

- **土浦摂食カンファレンス**
  事務局：たかぎ歯科内
  〒300-0814　茨城県土浦市国分町4-15

- **栃木摂食・嚥下研究会**
  事務局：国際医療福祉大学保健医療学部言語聴覚学科 柴本研究室内
  〒324-8501　栃木県大田原市北金丸2600-1

- **埼玉県摂食・嚥下研究会**
  事務局：埼玉県歯科医師会内
  〒330-0075　埼玉県さいたま市浦和区針ヶ谷4-2-65

- **嵐山郷摂食嚥下リハビリテーション委員会**
  事務局：嵐山郷内
  〒355-0201　埼玉県比企郡嵐山町古里1848

- **松戸摂食・嚥下研修会**
  事務局：日本大学松戸歯学部障害者歯科学講座内
  〒271-8587　千葉県松戸市栄町西2-870-1

- **摂食指導研修会・千葉**
  事務局：千葉東病院歯科内
  〒266-0005　千葉市緑区誉田町1-808-59

- **お茶の水摂食・嚥下研究会**
  事務局：東京医科歯科大学大学院口腔老化制御学講座高齢者歯科学分野内
  〒113-8549　東京都文京区湯島1-5-45

- **東京摂食・嚥下研究会**
  事務局：首都大学東京健康福祉学部内
  〒116-8551　東京都荒川区東尾久7-2-10

- **昭和大学摂食・嚥下研究会**
  事務局：昭和大学歯学部口腔衛生学講座内
  〒142-8555　東京都品川区旗の台1-5-8

- **神奈川摂食・嚥下リハビリテーション研究会**
  事務局：東名厚木病院内
  〒243-8571　神奈川県厚木市船子232

- **長野県小児摂食嚥下研究会**
  事務局：信濃医療福祉センター言語療法科内
  〒393-0093　長野県諏訪郡下諏訪町社字花田6525-1

- **長野摂食・嚥下リハビリテーション研究会**
  事務局：松本歯科大学障害者歯科学講座内
  〒399-0704　長野県塩尻市広丘郷原1780

- ■ 山梨摂食指導臨床研究会
  事務局：山梨県立甲府支援学校内
  〒400-0064　山梨県甲府市下飯田2-10-3

- ■ 摂食・嚥下サポート　やまなし
  事務局：甲府城南病院リハビリテーション科内
  〒400-0831　山梨県甲府市上町753-1

- ■ 群馬摂食・嚥下研究会
  代表：山川　治（前橋赤十字病院摂食・嚥下・胃瘻外来）
  〒371-0014　群馬県前橋市朝日町3-21-36

- ■ にいがた摂食・嚥下障害サポート研究会
  事務局：財団法人にいがた産業創造機構
  〒950-0078　新潟県新潟市中央区万代島5-1 万代島ビル10F

- ■ 福井県摂食・嚥下勉強会
  事務局：福井県済生会病院耳鼻咽喉科内
  〒918-8503　福井県福井市和田中町舟橋7-1

- ■ 浜松摂食嚥下懇話会
  事務局：聖隷三方原病院地域医療連携室
  〒433-8558　静岡県浜松市北区三方原町3453

- ■ 岐阜県嚥下障害研究会
  事務局：木沢記念病院内
  〒505-8503　岐阜県美濃加茂市古井町下古井590

- ■ 中部摂食・嚥下リハビリテーション研究会
  事務局：藤田保健衛生大学医学部リハビリテーション医学I講座内
  〒470-1192　愛知県豊明市沓掛町田楽ヶ窪1-98

- ■ 東海嚥下食研究会
  事務局：日清オイリオグループ株式会社ヘルシーフーズ事業部内
  〒104-8285　東京都中央区新川1-23-1

- ■ みえ摂食・嚥下リハビリテーション研究会
  事務局：藤田保健衛生大学七栗サナトリウム歯科内
  〒514-1295　三重県津市大鳥町424-1

- ■ 京滋摂食・嚥下を考える会
  事務局：愛生会山科病院内
  〒607-8086　京都府京都市山科区竹鼻四丁野町19-4

- ■ 淡路摂食・嚥下障害研究会
  事務局：兵庫県立淡路病院言語神経心理室内
  〒656-0013　兵庫県洲本市下加茂1-6-6

- ■ 尼崎地区摂食嚥下問題勉強会
  事務局：村内歯科医院内
  〒661-0981　兵庫県尼崎市猪名寺2-17-7-203

- ■ 南河内嚥下勉強会
  事務局：青山第二病院栄養科内
  〒586-0033　大阪府河内長野市喜多町192-1

- ■ 山口摂食嚥下研究会
  事務局：相川医院リハビリテーション科内
  〒747-1221　山口県山口市大字鋳銭司5964-1

- ■ 香川県摂食・嚥下障害研究会
  事務局：国立病院機構高松医療センター内
  〒761-0193　香川県高松市新田町乙8番地

- ■ 高知嚥下障害臨床研究会
  事務局：高知学園短期大学医療衛生学科内
  〒780-0955　高知県高知市旭天神町292-26

- ■ 高知県口のリハビリテーション研究会
  事務局：高知県歯科医師会内
  〒780-0850　高知県高知市丸ノ内1-7-45 総合あんしんセンター2F

- ■ 四国摂食・嚥下研究会
  事務局：国立病院機構高松医療センター内
  〒761-0193　香川県高松市新田町乙8番地

- ■ 福岡摂食・嚥下障害研究会
  事務局：済生会二日市病院リハビリテーション部内
  〒818-8516　福岡県筑紫野市湯町3-13-1

- ■ 長崎嚥下リハビリテーション研究会
  事務局：山部歯科医院内
  〒859-6101　長崎県佐世保市江迎町長坂180-9

- ■ 七浦摂食・嚥下研究会
  事務局：国保水俣市立総合医療センターリハビリテーション科内
  〒867-0041　熊本県水俣市天神町1-2-1

- ■ 大分嚥下音声言語研究会
  事務局：佐藤クリニック内
  〒870-0026　大分県大分市金池町2-8-18

- ■ おおいた食のリハビリテーション研究会
  事務局：湯布院厚生年金病院言語訓練室内
  〒879-5193　大分県由布市湯布院町川南252

- ■ 鹿児島摂食・嚥下リハビリテーション研究会
  事務局：鹿児島大学病院リハビリテーション科内
  〒899-6603　鹿児島県霧島市牧園町高千穂3930-7

上記はすべてではないが，調べられる範囲で主なものをあげた．
日本摂食・嚥下リハビリテーション学会のホームページにおける「関連研究会」で各地の研究会の情報を得ることができる．
http://www.jsdr.or.jp/pub/pub_group2.html

付録2 教科書・DVD

■ 入　門

- 藤島一郎：口から食べる　嚥下障害Q&A．第4版，中央法規出版，2011
  → イラストを多用してあり介護従事者，ナースのみならず患者さんや一般介護者向けのやさしい読み物．
- 井上邦彦：ルポ 摂食・嚥下リハビリ最前線—口から食べたい 食べさせたい．日本評論社，2006
  → 聖隷三方原病院での摂食・嚥下障害の取り組みが一般の人にもわかりやすく書かれている．

■ 初　級

- 聖隷嚥下チーム：嚥下障害ポケットマニュアル．第3版，医歯薬出版，2011
  → 白衣のポケットに入る大きさに臨床で必要な知識を満載し，訓練法はアイウエオ配列で引きやすくしてある．イラストもふんだんに使用している．
- 藤島一郎，藤谷順子 編著：嚥下リハビリテーションと口腔ケア．メヂカルフレンド社，2006
  → 広く一般医療従事者に役立つ知識を満載，患者・家族指導のパンフレットが付録に付いている．
- 山田好秋：よくわかる摂食・嚥下のメカニズム．第2版，医歯薬出版，2013
  → 専門用語を避けた平易な記載で，基本知識を解説．
- 河合 幹，亀山洋一郎，山中克己，鈴木幹三，夏目長門：口腔ケアのABC　QOLのためのポイント110．医歯薬出版，1999
  → ケアは大切である．読みやすく，嚥下の記載もある．
- 山田晴子，菊谷 武，赤堀博美 監著：かむ・のみこむが困難な人の食事．改訂新版，女子栄養大学出版部，2004
  → 高齢者食を中心に解説してある．95品のレシピが載っている．
- 鎌倉やよい，藤本保志，深田順子：嚥下障害ナーシング．医学書院，2000
  → ナースの視点から嚥下障害に対するアプローチがポイントを絞って丁寧に記載されている．
- 牛山京子：在宅訪問における口腔ケアの実際．第2版 増補，医歯薬出版，2004
  → 在宅を中心とした口腔ケアについて詳しく記載されている．著者のアイデア・経験が随所にちりばめられている．口腔ケアを行ううえで必携の本．
- 黒田留美子：高齢者ソフト食．厚生科学研究所，2001
  → 長年高齢者施設での実践をもとに新しい食形態を開発した画期的な本．軽度嚥下障害者にも対応可能．
- 田中弥生，宗像伸子：おいしい，やさしい介護食．補訂版，医歯薬出版，2004
  → かむ・飲み込む能力から1つのメニューを5つの段階にアレンジしてある．高齢者食中心だが，カラー写真が多くきれい．
- 藤谷順子，金谷節子，林 静子：嚥下障害食のつくりかた．改訂新版，日本医療企画，2002
  → 嚥下食の考え方から調理方法まで，嚥下食についてよくまとまっている．
- 藤島一郎，藤本まり子，北條京子 編著：新版ナースのための摂食・嚥下障害ガイドブック．中央法規出版，2013
  → 本書がハウツーを学ぶ格好な書とすれば，その底にある理屈をじっくり勉強できる書．
- 藤島一郎 監，青木智恵子 著：高齢者の楽しい摂食・嚥下リハビリ&レク．黎明書房，2009
  → 楽しいイラストで解説した摂食・嚥下の入門書．レクリエーションを取り入れながらの訓練も参考になる．
- 施設口腔保健研究会，日本口腔疾患研究所 監：口腔ケアQ&A—口から始まるクオリティ・オブ・ライフ．中央法規出版，1996
  → 口腔ケアの理念，基礎，実践をQ&A形式で記述し，参考文献も豊富．
- 新庄文明，植田耕一郎，牛山京子ほか 編著：介護予防と口腔機能の向上Q&A．医歯薬出版，2006
  → 介護予防に取り入れられた口腔機能の向上や口腔ケアについてイラストやQ&A形式でわかりやすく解説．
- 岸本裕充 編著：よくわかる！口腔ケア．メヂカルフレンド社，2007
  → 豊富な臨床経験に基づいたQ&A形式の記述で，嚥下障害以外の口腔ケアの記載も多く参考になる．
- Murray J 著，道 健一，道脇幸博 監訳：摂食・嚥下機能評価マニュアル—医療面接から訓練計画立案まで．医歯薬出版，2001
  → 数ある評価法を図表を多く入れて簡潔に解説．
- Netter FH 著，相磯貞和 訳：ネッター解剖学アトラス．原書第5版，南江堂，2011（品切れ）
  → 有名な医学図譜で，嚥下は消化器に記載がありイラストを見ているだけで正常嚥下のメカニズムが把握できる．
- 江頭文江，栢下 淳 編著：嚥下食ピラミッドによる嚥下食レシピ125．医歯薬出版，2007
  → 聖隷三方原病院が提案する「5段階の嚥下食」をさらに発展させた「嚥下食ピラミッド」の解説とともに具体的なレシピを紹介．
- 栢下 淳 編著：嚥下食ピラミッドによるレベル別市販食品250．第2版，医歯薬出版，2013
  → 前書の姉妹書．嚥下食を作るのは大変だが市販品の活用が参考になる．
- 蟹江治郎：胃瘻PEGハンドブック．医学書院，2002
  → 胃瘻について基本から応用まで書かれた読みやすい書籍．

■ 中　級

- 藤島一郎：脳卒中の摂食・嚥下障害．第2版，医歯薬出版，1998
  → 一番頻度の高い脳卒中に焦点を合わせた本．訓練法や症例などの記載も豊富．
- 藤島一郎編著：よくわかる嚥下障害．改訂第3版，永井書店，2012
  → 基礎から臨床までバランスのとれた記述．日本の嚥下障害研究臨床の歴史についても書かれている．
- 金子芳洋 編：食べる機能の障害　その考え方とリハビリテーション．医歯薬出版，1987
  → 小児の摂食・嚥下障害を扱うためには必読の書であり，優れた教科書．
- 藤島一郎：目でみる嚥下障害　嚥下内視鏡・嚥下造影の所見を中心として．医歯薬出版，2006
  → VE，VFを多数に使用して見えない嚥下障害を見えるよう

に解説した画期的な本.

- 藤島一郎, 柴本 勇 監：動画でわかる 摂食・嚥下障害患者のリスクマネジメント. 中山書店, 2009
  → 摂食・嚥下障害患者の抱えるリスクに焦点を当て, アセスメントやマネジメント方法を現場の視点から写真を多用して解説. 動画（DVD）も付いている.
- 植松 宏 監：摂食・嚥下障害のVF実践ガイド──一歩進んだ診断・評価のポイント. 南江堂, 2006
  → 中級とはしたが初心者でも参考になる検査の基本や所見が図解入りで勉強できる. 動画（DVD）もついている.
- 田角 勝, 向井 美惠 編：小児の摂食・嚥下リハビリテーション. 医歯薬出版, 2006（品切れ）
  → 小児の摂食・嚥下について基礎から臨床まで幅広く勉強できる.
- 北住映二, 尾本和彦, 藤島一郎 編著：子どもの摂食・嚥下障害──その理解と援助の実際. 永井書店, 2007
  → 理論的背景に基づき具体的な援助ができるように詳しく書かれてある.
- Crary MA, Groher ME著, 藤島一郎訳：嚥下障害入門. 医歯薬出版, 2007
  → 入門となっているが内容はかなり濃い. じっくり読んで勉強できる. 訓練について知りたい人には最適.
- 藤島一郎 監：DVD版 嚥下障害. 増補版. 医歯薬出版, 2004
  → 『嚥下障害ビデオシリーズ』全8巻のDVD版. 増補版では口腔ケアが追加されている.
- 宮川哲夫：動画でわかるスクイージング──安全で効果的に行う排痰のテクニック. 中山書店, 2005
  → スクイージングの第一人者である著者が理論から実践まで分かりやすく解説. DVDで手技もマスターできる.
- 本多知行, 溝尻源太郎 編：医師・歯科医師のための摂食・嚥下障害ハンドブック. 第2版, 医歯薬出版, 2002
  → 関西地区で医師・歯科医師対象の摂食・嚥下セミナーのテキストとして編集された本.
- 日本老年歯科医学会 監：口腔ケアガイドブック. 口腔保健協会, 2008
  → 口腔ケアの基礎知識から, 疾患・症状に対応した口腔ケア方法について, 理論に基づいて記述.
- Logemann JA著, 道 健一, 道脇幸博 監訳：Logemann 摂食・嚥下障害. 医歯薬出版, 2000
  → 著名なLogemannによる有名なアメリカの教科書.
- 黒田留美子：黒田留美子式高齢者ソフト食 標準テキスト 全2巻. リベルタス・クレオ, 2009
  → 「高齢者ソフト食」のすべてがわかるプロ向け単行本. 下巻は, ソフト食調理に欠かせない食材の選択と下ごしらえの方法をまとめている.
- 藤島一郎 監：症例に診る嚥下障害の病態と評価・治療 DVD 全10巻. フリーク・セブン, 2008
  → 聖隷三方原病院での嚥下障害の取り組みの集大成ともいえるDVD.
- 藤島一郎 監：内服薬 経管投与ハンドブック──簡易懸濁法可能医薬品一覧. 第2版, じほう, 2006
  → 多くの病院で採用されている, 錠剤を粉砕しないで経管投与する「簡易懸濁法」を解説.
- 合田文則：胃瘻からの半固形形短時間摂取法ガイドブック──胃瘻患者のQOL向上をめざして. 医歯薬出版, 2006
  → 胃瘻患者のQOLを高める半固形形経腸栄養剤（食品）摂取法の実際についてわかりやすく解説.
- Carl LL, Johnson PR著, 金子芳洋, 土肥敏博 訳：薬と摂食・嚥下障害──作用機序と臨床応用ガイド. 医歯薬出版, 2007
  → 薬の副作用による嚥下障害が非常に多く, 特に高齢者で問題になるが, 本書は使用薬剤の嚥下の影響について示唆を与

えてくれる.
- 藤島一郎 編：摂食・嚥下リハビリテーションと栄養管理（増刊号）. Monthly Book Medical Rehabilitation. No.109. 全日本病院出版会, 2009
  → 嚥下障害と栄養に焦点を当てた増刊号.
- 高橋浩二 監：嚥下の見える評価をしよう！ 頸部聴診法トレーニング──57症例の嚥下音と嚥下造影画像で繰り返し練習できるDVD付き！. メディカ出版, 2011
  → 頸部聴診法のセルフトレーニングに必要なさまざまな嚥下音と嚥下造影画像を90分収録したDVD付き.

■ 上 級

- 溝尻源太郎, 熊倉勇美 編著：口腔・中咽頭がんのリハビリテーション 構音障害, 摂食・嚥下障害. 医歯薬出版, 2000
  → 基礎, 病態, 術式なども含めて詳細な記載. 頭頸部術後の嚥下障害を扱ううえでは必読の書.
- 才藤栄一, 向井美惠 監：摂食・嚥下リハビリテーション. 第2版, 医歯薬出版, 2007
  → 小児から成人までをカバーしてある. 優れた教科書.
- 吉田哲二 責任編集：嚥下障害Q＆A. 医薬ジャーナル社, 2001
  → かなりハイレベルで専門的なQ＆A. 基礎知識から最先端の研究まで100の質問に整理されて解説がなされている.
- Kindell J著, 金子芳洋 訳：認知症と食べる障害. 医歯薬出版, 2005
  → 認知症の摂食・嚥下障害は, 日常診療でも困ることが多い. 考え方や対処法について記載されている.
- 山脇正永, 野村 徹 編著：HAZOP誤嚥・嚥下障害のリスクマネジメントHazard and Operability study法による評価と対策. 医歯薬出版, 2009
  → HAZOPとは英国化学産業協会が1974年に公開した, 生産工程におけるリスクの洗い出し方式で, 本書は嚥下HAZOP（誤嚥・嚥下障害のリスクをHAZOPによって評価・管理する手法）についてわかりやすく解説し, その臨床応用についても詳述してある.
- 里宇明元, 藤原俊之 監：ケーススタディ 摂食・嚥下リハビリテーション──50症例から学ぶ実践的アプローチ. 医歯薬出版, 2008
  → 症例をたくさん知ることが臨床能力を高めることにつながる. じっくりと味わいたい.
- 日本耳鼻咽喉科学会 編：嚥下障害診療ガイドライン2012年版. 金原出版, 2012
  → 日本耳鼻咽喉科学会のガイドラインであるが, リハビリテーションを含め幅広い臨床家の参考となる.
- 日本嚥下障害臨床研究会 編：嚥下障害の臨床──リハビリテーションの考え方と実際. 第2版, 医歯薬出版, 2008
  → 通読することは大変困難, 辞書的に使用することになるが, 部分部分は大変含蓄のある記載がなされている.
- 金子芳洋 監：障害児者の摂食・嚥下・呼吸リハビリテーション──その基礎と実践. 医歯薬出版, 2005
  → 最新の知識が豊富な良書. 小児向けだが加齢現象に関する記載があり, 高齢者の摂食・嚥下障害治療にも役立つ.
- Langmore SE 編著, 藤島一郎 監訳：嚥下障害の内視鏡検査と治療. 医歯薬出版, 2002
  → 嚥下の内視鏡検査について, 高度な内容を詳細に解説.

付録3　嚥下食（嚥下障害食）・増粘剤

■ 訓練に使用する食品の一例

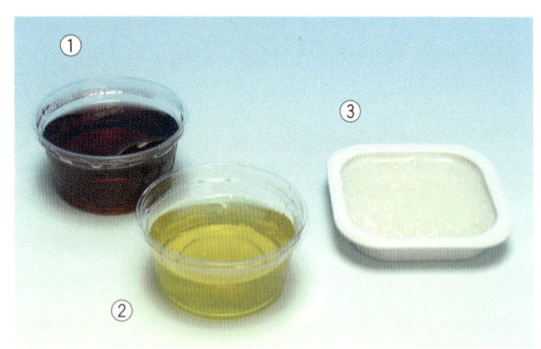

① グレープゼリー
② お茶ゼリー
③ お粥

　摂食・嚥下訓練を行う際，明らかに嚥下障害が疑われる方にはゼラチンゼリーを用いるのが望ましい．中でも誤嚥リスクの高い人にはお茶ゼリーを用いるとよい．誤嚥性肺炎のリスク軽減に役立つ．加えてお茶に含まれるカテキンの作用で口腔や咽頭を清潔に保つことも期待できる．ただし，味を好まない人もいるので注意が必要．摂食・嚥下訓練を積極的に行うことができる人にはグレープゼリーなど果汁ゼリーを用いるとよい．久しぶりに食べる味に大変喜んでもらえる．ある程度摂食・嚥下機能のよい人はお粥を用いるとよい．ゼラチンゼリーは交互嚥下などの訓練の道具として使用することもある．ゼラチンゼリーは溶けやすいため，訓練のときには氷水を入れたバットに入れて使用するなどの配慮が必要である．

■ 嚥下障害者のための既製食品
【嚥下食Ⅰレベル：均一なゼラチン寄せに相当】

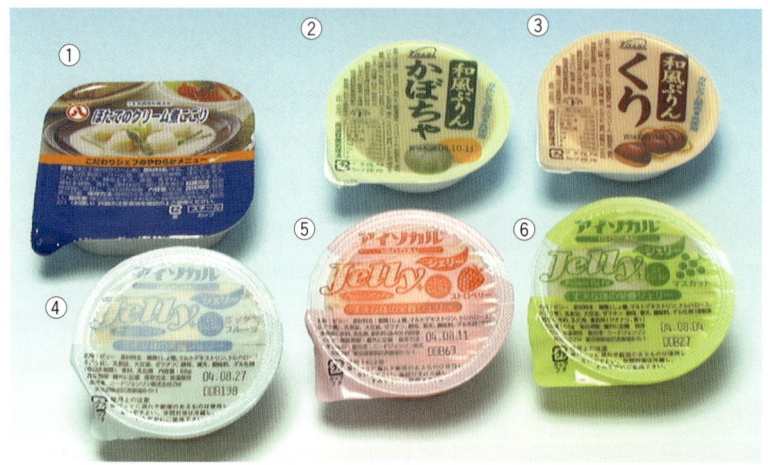

① ほたてのクリーム煮こごり（マルハチ村松）
② 和風プリン　かぼちゃ（カセイ食品）
③ 和風プリン　くり（カセイ食品）
④ アイソカルジェリー　ミックスフルーツ（ノバルティスファーマ(株)ニュートリション事業部）
⑤ アイソカルジェリー　ストロベリー（ノバルティスファーマ(株)ニュートリション事業部）
⑥ アイソカルジェリー　マスカット（ノバルティスファーマ(株)ニュートリション事業部）

　聖隷浜松病院で使用している既製食品の1例．これらは咽頭通過がスムーズな嚥下食である．比較的初期レベルの段階から提供が可能．いずれも味や栄養に工夫がされており，嚥下障害患者さんの受け入れもよい．「和風プリン」や「ホタテのクリーム煮こごり」は，どの年代の方にも受け入れられる食品．

【嚥下食Ⅱレベル：不均一なゼラチン寄せに相当】

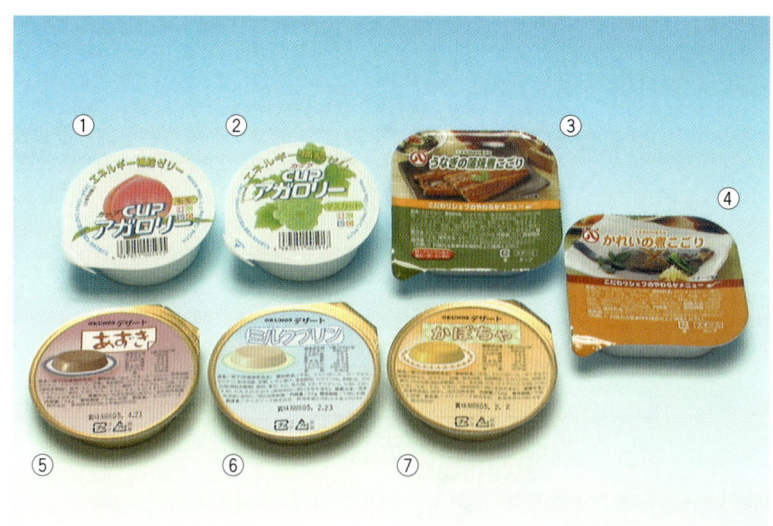

① CUP アガロリー　モモ
　（キッセイ薬品工業）
② CUP アガロリー　マスカット
　（キッセイ薬品工業）
③ うなぎの蒲焼煮こごり
　（マルハチ村松）
④ かれいの煮こごり（マルハチ村松）
⑤ オクノスデザート　あずき
　（ホリカフーズ）
⑥ オクノスデザート　ミルクプリン
　（ホリカフーズ）
⑦ オクノスデザート　かぼちゃ
　（ホリカフーズ）

　嚥下食Ⅰレベルよりも多少ばらつきがあり，不均一な食品．少し難易度が高くなるので，段階的摂食訓練をする場合や，お粥などのように固形と水分が混ざった食品を提供する1段階前に提供するとよい．このレベルでの魚類の調理は難しいが，これら既製食品は咽頭通過もよくおいしい．

【嚥下食Ⅲレベル：ピューレ状に相当】

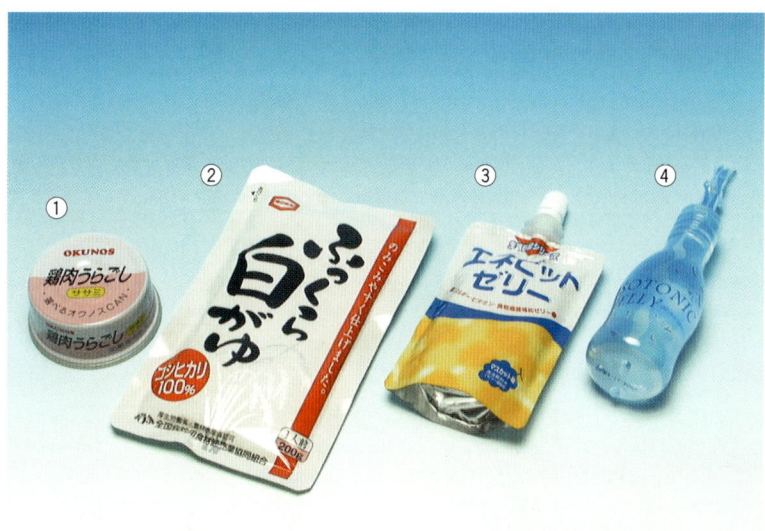

① 鶏肉うらごし（ホリカフーズ）
② ふっくら白がゆ（亀田製菓）
③ エネビットゼリー　マスカット味
　（三和化学研究所）
④ アイソトニックゼリー
　（三協製薬工業）

　ピューレ状レベルの食品．「ふっくら白がゆ」は米粒が軟らかく，水分と米粒が分離しにくいため，嚥下しやすくなっている．「エネビットゼリー」や「アイソトニックゼリー」はともに同じような物性であるが，「エネビットゼリー」は主にカロリー補給，「アイソトニックゼリー」は主に水分補給として考えたい．

123

■ 増粘剤

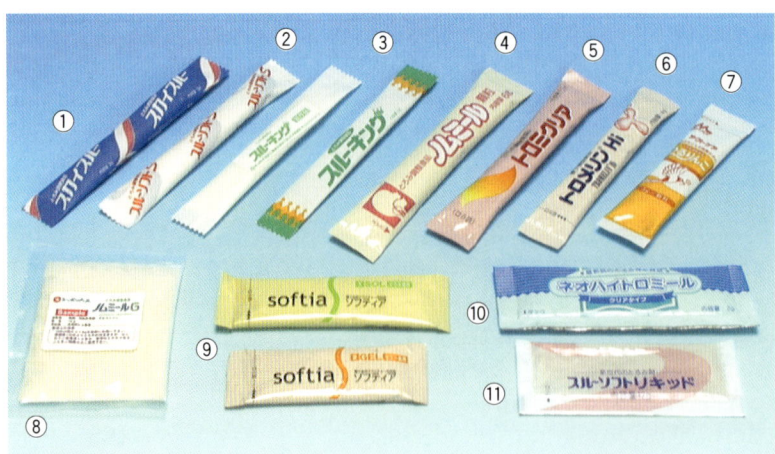

① スカイスルー（キッセイ薬品工業）
② スルーソフトS（キッセイ薬品工業）
③ スルーキング（キッセイ薬品工業）
④ ノムミール（日本ハム）
⑤ トロミクリア（ヘルシーフード）
⑥ トロメリンHi（三和化学研究所）
⑦ つるりんこ（クリニコ）
⑧ ノムミールG（日本ハム）
⑨ ソフティア（三協製薬工業）
⑩ ネオハイトロミール（フードケア）
⑪ スルーソフトリキッド（キッセイ薬品工業）

　各種増粘剤があるが，いずれも①水分にとろみを付ける，②ミキサーにかけたものをまとめる目的で使用する．以前は増粘剤を使用することで味が変化する製品が多かったが，近年では改良が進み各社，各製品いずれも味の変化はほとんどなくなった．増粘剤はあくまでも水分に粘性をもたせて，誤嚥を防ぐために使用する．水分を高粘度にしても必ず誤嚥する人についてはほかの方法での水分摂取を考慮する必要がある．

　増粘剤の使用量と粘性については各社，各製品で異なる．増粘剤の使用量（濃度）は，あらかじめ使って確かめておくとよい．また，①水分に増粘剤を入れてから増粘効果が得られるまでと，②粘性がついてから安定するまでの時間も各製品で異なるため，あらかじめ使用して確かめたい．各製品の特徴がそれぞれあるので，使用する側も使い分けをするとよい．

　患者さんの病態や生活環境などを考慮し，各々にぴったり合った増粘剤を提供したい．これも私たち，嚥下障害患者さんに接する者の重要な役割である．

【各種増粘剤の特徴例】

- **ソフティア**：1・2に分かれている．ソフティア1は水分にとろみを付けるため，ソフティア2は水分を固形にするために使用する．ソフティア1は濃度を濃くしても固形にならないことが特徴で，ポット（手動式のもの）に入れておいて使用できることが利点．ある程度多く作っておくことで1日中いつでも温かい（または冷たい）とろみ付きのお茶が提供できる．最近改良され，増粘剤を混ぜてからとろみが付くまでの時間が非常に短い．ソフティア2は水分をゼリー状に固めるための製品であり，水分にとろみを付けることとは意図が違う．温かいゼリー食を作るときに便利．
- **スルーキング**：従来とろみが付きにくかった牛乳や経腸栄養剤にとろみを付けさせることができる製品である．これも増粘剤を混ぜてからとろみが付くまでの時間が短い．カロリー補給という点で幅が広がった．
- **スルーソフトリキッド**：唯一のリキッド（液体）タイプの増粘剤である．粉タイプの増粘剤は混ぜながらかき混ぜる必要があるが，これは増粘剤を入れてすぐにかき混ぜなくてもよい点が特徴．若干炭酸が抜けるものの，炭酸飲料にもとろみを付けることができ大変喜ばれる．他製品と比べ少し値段が高い．
- **トロミクリア**：味が変化しないことおよびたとえ入れすぎてもべたつかないことが特徴．濃度を高くすることで固形にすることも可能．固形にしてもべたつかず咽頭通過がよい．また，増粘剤を混ぜてからとろみが付くまでの時間が他製品と比べると少し長い．この間に増粘剤を追加して入れるととろみが付きすぎてしまうことになるので，何回か試し特徴を理解したうえか，時間を規定したうえで患者さんに使用することが望ましい．この製品は増粘剤を追加していくとある濃度で液体から急に固形へと変化する．とろみと思って作ったとしても固形になっていることも考えられるので，患者さんに使用する際にはとろみの具合をチェックしたい．

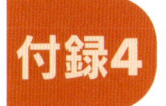

付録4 あらかじめ用意しておくとよい物品

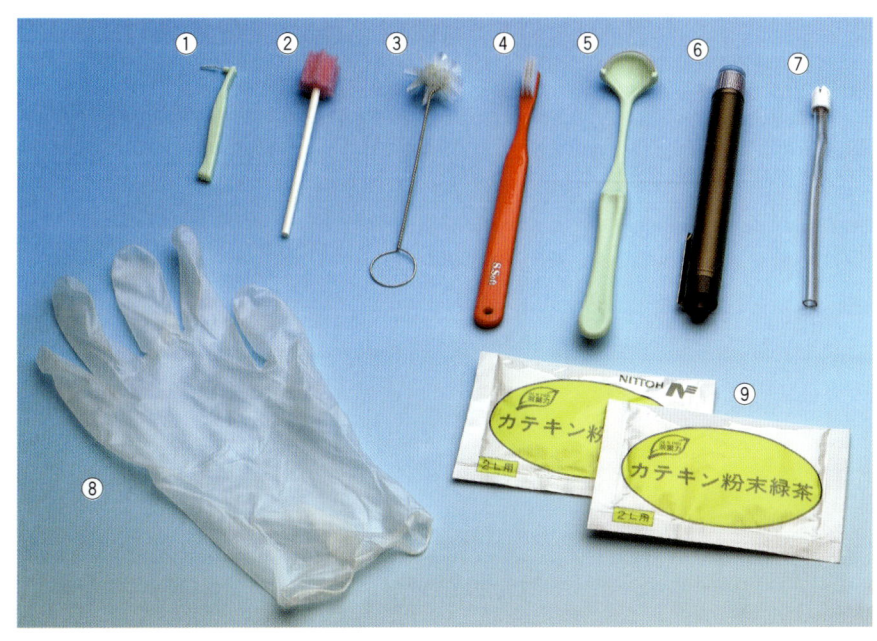

① 歯間ブラシ
　（食物残渣物や歯垢の除去）
② スポンジブラシ
　（うがいができない人のために）
③ 粘膜ブラシ
　（総義歯の方の口腔粘膜のマッサージ用）
④ 歯ブラシ
⑤ 舌ブラシ（舌苔の除去）
⑥ ペンライト
　（口腔内の観察）
⑦ 排唾管
　（唾液や洗浄液の吸引）
⑧ ディスポーザブル手袋
⑨ カテキン茶粉末
　（口腔内の洗浄）

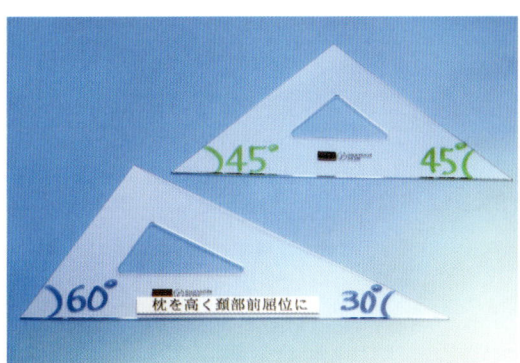

① 三角定規または角度計（30°, 45°, 60°の姿勢を正確にとるため）

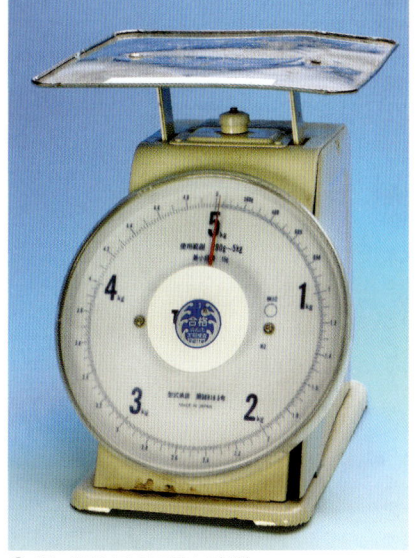

② 秤（摂食量の正確な計測）

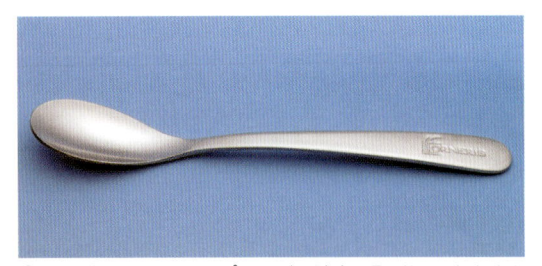

③ 浅く小さいティースプーン（口腔内に取り込みやすく1口量を調整しやすい）

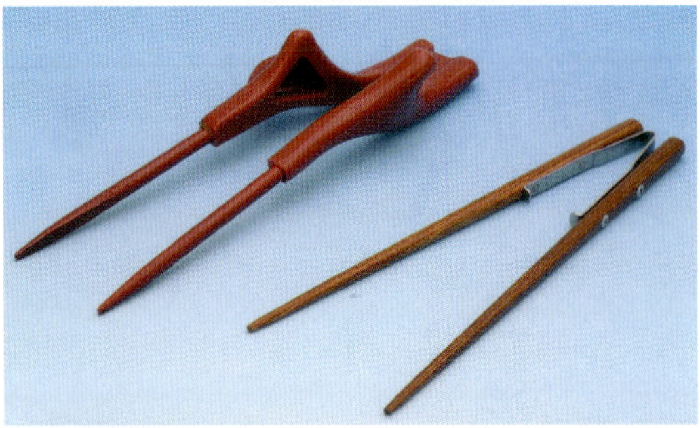

④ 自助具

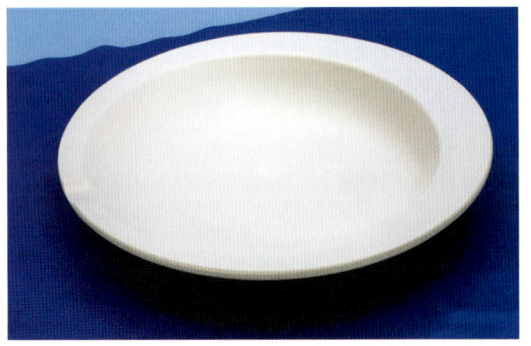

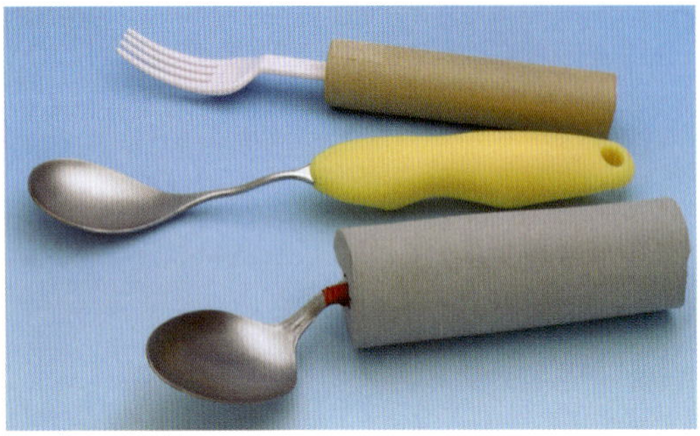

⑤ 自助具

⑥ 滑り止めマットとすくいやすい食器（自力摂取しやすいように）

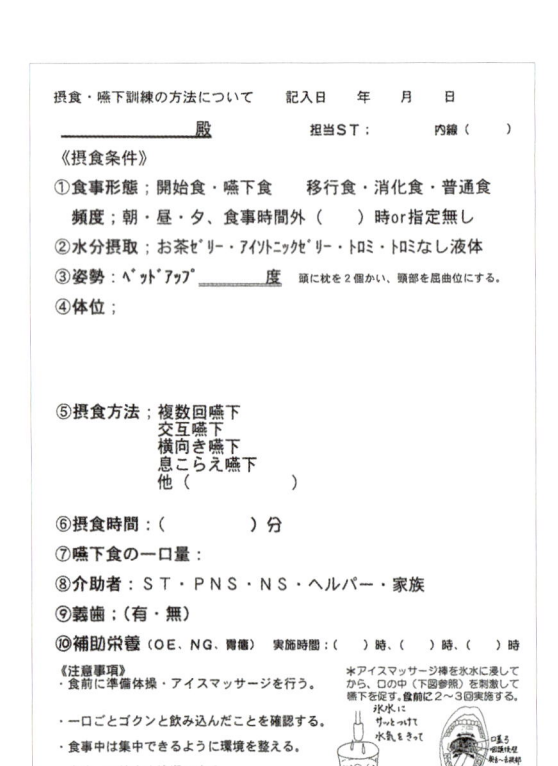

⑦ 食事条件表（介助者が統一した方法で対応できるように：聖隷三方原病院で使用しているもの）

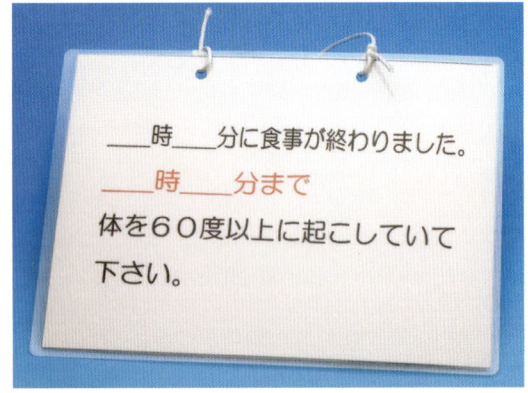

⑧ 食事終了時間の札（食後の坐位保持時間を誰もがわかるように）

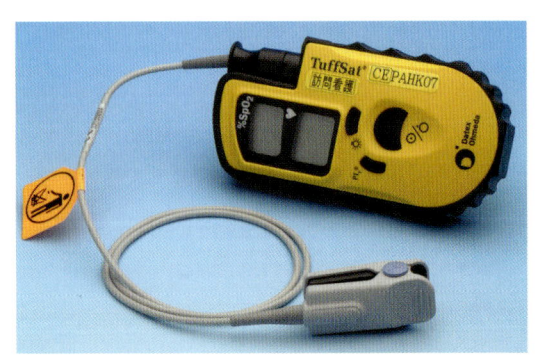

⑨ Satモニター

付録

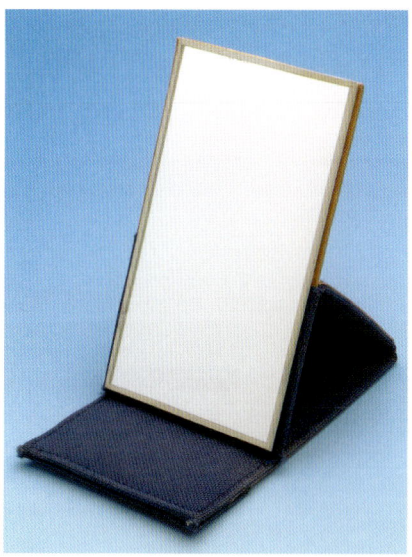

⑩ 鏡（支えがあり，顔が映るくらいの大きさ）

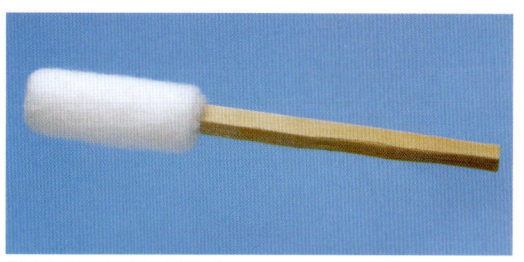

⑪ アイスマッサージの棒

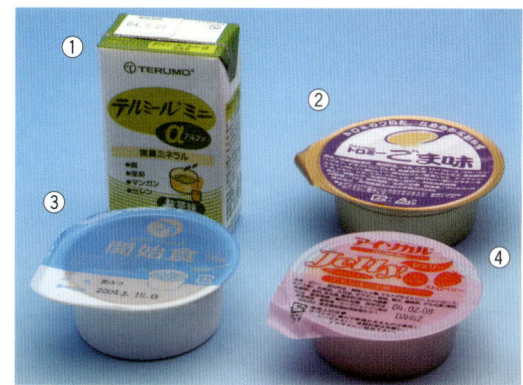

⑫ 試食のための食品：①テルミールミニα抹茶味（テルモ），②トロミー ごま味（ホリカフーズ），③開始食 黒みつ（小田島アクティ），④アイソカルジェリー ストロベリー（ノバルティスファーマ㈱ニュートリション事業部）

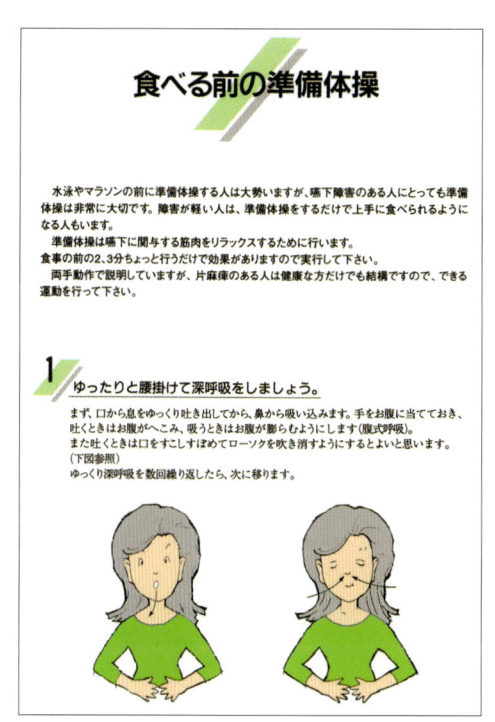

⑬ 嚥下体操用のパンフレット（聖隷三方原病院）

⑭ 介助者割り振りシート

聖隷三方原病院　《嚥下食：食事基準》

	段階1 開始食(ゼラチン)	段階2 嚥下食Ⅰ(ゼラチン)	段階3 嚥下食Ⅱ(ゼラチン)	段階4 嚥下食Ⅲ(ピュレ食)	段階5 移行食
形態	スライス法で咽頭部を重みでスムーズに通過するもの(ざらつき・付着は全くない) ゼラチン1.6%(濃度)ゼリー	開始食のゼリーに加えスープ、ジュース、重湯などをゼラチンで固めたもの。スライス法でべたつき・ざらつきがなく粘膜にくっつきにくいもの。 ゼラチン1.6%(濃度)	開始食のゼリーに加えスープ、ジュース、重湯などをゼラチンで固めたもの。スライス法で嚥下食Ⅰよりべたつき・ざらつきが多少あるもの。 ゼラチン1.6%＋魚貝肉	嚥下食Ⅱに加え、ピュレー状の形態のものも追加する。舌で押した時砕けないもの、水分にとろみをつける。 でんぷん、増粘剤	水分を多く含むもの、柔らかく煮たもの。細かすぎず、パサパサしたものは避ける。必要ならば水分にとろみをつける。
量	1食あたり(1品) 約100ml 100Kcal	1食あたり(2品) 約300ml 約150Kcal	1食あたり(3〜4品) 約500ml 約300Kcal	1日あたり 約2000ml 約1400〜2600Kcal (成分栄養)	1日あたり 約2000ml 約1400〜2600Kcal (成分栄養)
市販栄養補助食品	ブロッカゼリー(三協製薬) アイソカルジェリーくりんR(ブリストマイヤー)	アイソカルジェリーR ソフトエッド(キッセイ薬品)R エンジョイゼリー(森永)R アクアジュレ;10℃以下R(フードケアー)	プリンで元気(明治乳業)R ソフトカップ(キッセイ薬品)R やわらかカップ(キッセイ薬品)R オクノスデザート(ホリカフーズ)R やわらかゼリー(明治乳業)R	快食応援団(雪印乳業) アイソトニックゼリー(三協製薬) アイソカルプディング (ブリストマイヤー) アクアジュレ;常温(フードケアー)	
その他(水分・食物繊維・補助栄養)	お茶ゼリー 茶：カテキン粉末緑茶(三井農業)	お茶(急須抽出)ゼリー ブイクレスゼリー 濃厚流動ゼリー	お茶(急須抽出)ゼリー ブイクレスゼリー 濃厚流動ゼリー	ブイクレスゼリー 濃厚流動アイスクリーム	とろみ茶 ブイクレスαジュースR (三協製薬)
果物類	グレープゼリー オレンジゼリー アップルゼリー グレープR 梨R	グレープゼリー オレンジゼリー アップルゼリー グレープR 梨R	グレープゼリー オレンジゼリー アップルゼリー グレープR 梨R	ピーチゼリー ピーチコンポート リンゴコンポート バナナ(皮の上から押し崩す)	ピーチコンポート リンゴコンポート やわらかいフルーツ(一口大)
主食	発酵米ぬかR(つばめ)	重湯ゼリー(鯛味噌付き) 白粥R(つばめ) 海鮮粥R(つばめ)	重湯ゼリー(鯛味噌付き) 白粥R(つばめ) 海鮮粥R(つばめ)	重湯 パンガユ 全粥、白粥R(つばめ) くず湯 そうめん寄せ ふっくらおかゆ(亀田製菓) オクノス白粥(ホリカフーズ) ゼラチンライスの寿司	パン 全粥、白粥R(つばめ) そうめん うどん そば
副菜 魚・肉		ねぎとろ、ネギトロ (マルハチ村松)	サーモンムース(ほたて、えび、かに、魚、肉、レバー) カレーR(つばめ) うなぎの蒲焼き素こごりR(つばめ)ブレットン(プリマハム)	魚、貝、鳥類の生クリーム(油脂)入りペースト 鯖味噌煮こごりR(つばめ)	煮魚(一口大) 鰆蘭焼き(皮なし)
卵		全卵蒸し(83℃)	温泉卵(63℃)	スクランブルエッグ	
豆類		絹ごし豆腐(65℃) 味噌汁ゼリー 麻婆豆腐R(つばめ)	麻婆豆腐R(つばめ) 黒豆R(ホリカフーズ)	麻婆豆腐R(つばめ)	豆腐 ひきわり納豆 厚揚げやわらか煮
野菜		人参ジュースゼリー コンソメ野菜R	かぼちゃ(梅)ゼリー ビシソワーズ コンソメ野菜R(つばめ)	野菜ピュレ コンソメ野菜R(つばめ)	かぼちゃ含め煮 温野菜
その他		ウーロン茶R(つばめ)	黒酢餡ゼリー(ヤントンジャムシリーズ) カレーR(つばめ)	ヤントンジャムシリーズ 水羊羹	
乳製品		プリン	ヨーグルト	アイスクリーム	牛乳 乳酸飲料
備考		・ゼラチン食が中心で濃厚流動食(間接的経口食道栄養法など)併用 ・濃厚流動ゼリー(ゼラチン濃度1.3%)はブルーベリーソース付き		・個人対応別の栄養量 ・でんぷん、寒天、増粘剤が使える	

・嚥下食Ⅲでは、開始・Ⅰ・Ⅱの全てが使える。
・ゼラチンゼリーは、2〜5℃・24時間で構造安定(前日調理)。どの段階でも使い、食事の最後はお茶ゼリーで終わる(交互嚥下)。
・お茶ゼリーはフリーズドライのカテキン粉末緑茶(三井農業社製)では開始食だが、急須抽出では嚥下食Ⅰからの使用
・増粘剤；ソフティアゲル、ソフティアゾル(三協製薬工業)、とろみクリアー(ヘルシーフード)、スルーキング(キッセイ薬品)

⑮ 嚥下食に関する情報紙（カロリー，水分，段階など）

■ 補助栄養（p.59参照）

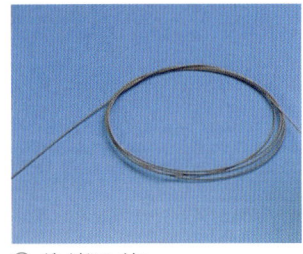

① ガイドワイヤー
　（胃チューブの腰が弱いときに）

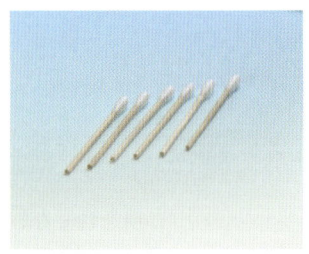

② 綿棒
　（鼻腔が汚染しているときに）

付録5　経腸栄養剤の特徴とその選択方法

　経腸栄養剤は，種類により栄養成分に違いがあるため，患者の全身状態に合わせ選択する必要がある（表1）．聖隷浜松病院での経腸栄養剤の選択法，また，経腸栄養剤の特徴について紹介する．

■ 基本→K4S を選択

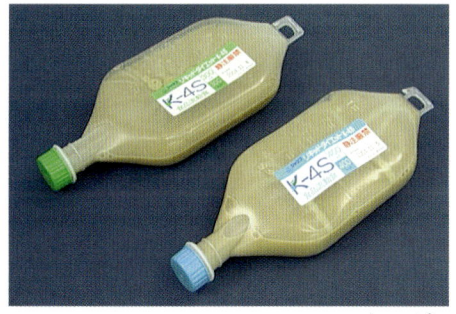

キユーピー

【特徴】　長期投与に適する
- 日本人の栄養所要量に基づいた配合．
- 1,000 kcal でビタミン，ミネラル，微量元素を補充できる．

■ 下痢のとき→ジェビティを選択

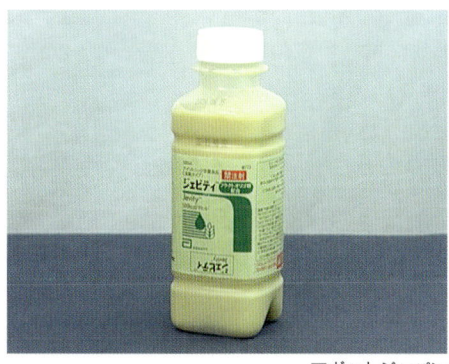

アボットジャパン

【特徴】　下痢に適する
- 食物繊維，非水溶性：水溶性＝3：1
  （便通を理想的な状態にする配合）
- フラクトオリゴ糖（整腸作用促進）配合
- 低浸透圧

■ 高血糖のとき→グルセルナを選択

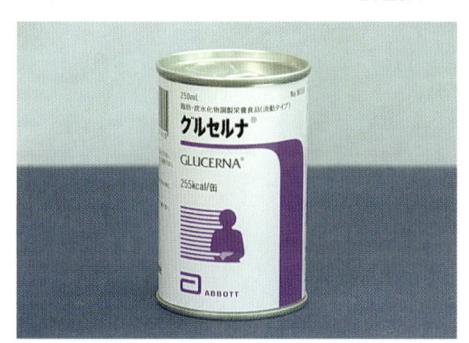

アボットジャパン

【特徴】　糖尿病に適する
- 糖質の含有量が少ない．
- ショ糖を含まない．

■ 腎不全のとき→リーナレンを選択

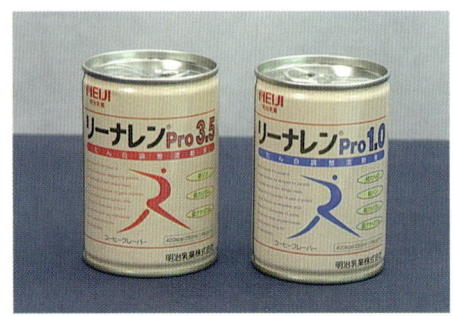

【特徴】 腎不全に適する
- 1mℓ，1.6kcalと高エネルギーのため，水分量を控えることができる．
- 低リン，低カリウム
- 蛋白含有量1.0g，3.5g（100kcal当たり）の2種類があり，蛋白制限にも対応できる．

明治乳業

■ 呼吸器疾患のあるとき→プルモケアを選択

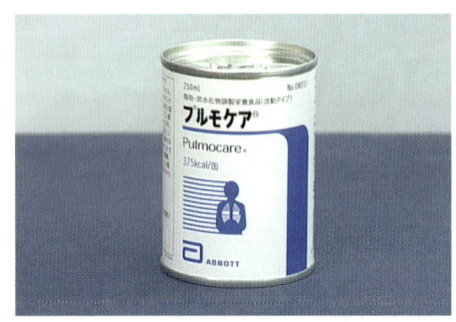

【特徴】 呼吸器疾患に適する
- 呼吸症を考慮して配合（脂質55.2%，糖質28.1%）

※ 糖質の過剰投与は，二酸化炭素産生を増加させ換気系の負荷となりうる．

アボットジャパン

表1 100kcal当たりの栄養成分

商品名		K-4S	ジェビティ	グルセルナ	リーナレン Pro1.0	リーナレン Pro3.5	プルモケア
100mℓ当たりエネルギー	kcal	100	100	102	160	160	150
蛋白質	g	4.5	4.0	4.08	1.0	3.5	4.16
脂質	g	2.6	3.28	5.45	2.8	2.8	6.13
糖質	g	14.7	13.2	7.84	17.7	15.2	7.04
ビタミンA	IU	200	380	345	50	50	352
ビタミンD	IU	10	30.3	27	5	5	28
ビタミンE	mg	1.4	3.4	3.1	1.3	1.0	5.7IU
ビタミンC	mg	10	15	20.8	5	5	21.3
ビタミンB_1	mg	0.11	0.19	0.15	0.13	0.1	0.2
ビタミンB_2	mg	0.14	0.22	0.18	0.15	0.2	0.24
ビタミンB_6	μg	0.25	0.25	0.22	0.42	0.63	0.28
ビタミンB_{12}	μg	0.4	0.4	0.6	0.25	0.2	0.84
葉酸	μg	25	20	41	84	63	56
ナイアシン	mg	1.7	2.57	2	1.7	1.3	2.8
Na	mg	102	110	91	30	60	87
K	mg	109	130	152	30	30	116
Cl	mg	102	122	141	30	30	100
Ca	mg	60	92	68	30	30	64
P	mg	57	65	68	20	35	64
Fe	mg	1.1	1.37	1.4	0.9	0.9	1.4
Zn	mg	1.1			0.05	0.14	
食物繊維量	g	1.0	1.06	1.4	1.0	1.0	
浸透圧		380	249	355	500	500	384

付録6　必要摂取栄養量（エネルギー・蛋白質）の計算方法

【必要エネルギー量】

　必要エネルギー量は個々によって異なる．一般的には，Harris-Benedictによる身長，体重，年齢を用いた計算式（**式1**）によって安静時エネルギー消費量（resting energy expenditure：REE）を算出し，活動量，ストレス係数を加味して求める方法がよく使われる（**式2**）．
必要エネルギー量は，運動量，健康状態，疾病，創傷など身体的ストレスによって変化する．

●**式1**　Harris-Benedictの式（安静時エネルギー消費量〈REE〉の算出方法）

男性　66.5＋13.75 × 体重（kg）＋ 5.0 × 身長（cm）－ 6.78 × 年齢（歳）
女性　655.1＋9.56 × 体重（kg）＋ 1.85 × 身長（cm）－ 4.68 × 年齢（歳）

●**式2**　必要エネルギー量の算出方法

必要エネルギー量（kcal）＝ REE × 活動係数（表1）× ストレス係数（表2）

表1　活動係数

臥床生活	1.2
起床生活	
軽労作	1.3
中労作	1.4 〜 1.5
重労作	1.5 〜 2.0

表2　ストレス係数

手術後：大手術	1.2
小手術	1.1
褥瘡	1.2 〜 1.6
外傷	
複合外傷（人工呼吸器使用）	1.5 〜 1.7
筋肉	1.25 〜 1.7
頭部	1.6
骨折	1.15 〜 1.3
悪性新生物	1.1 〜 1.45
ステロイド使用	1.6 〜 1.7
熱傷	
0〜20％体表面積	1.0 〜 1.5
20〜40％体表面積	1.5 〜 1.85
40〜100％体表面積	1.85 〜 2.05
感染症	
軽症	1.2 〜 1.5
重症	1.5 〜 1.8

【例】必要エネルギーの求め方

性別：男性，身長：170cm，体重：64kg，年齢：65歳
病状：大手術を受けた → 活動係数 = 1.2，ストレス係数 = 1.2

REEは（式1）
　　66.5 + 13.75 × 64 kg + 5.0 × 170 cm − 6.78 × 65歳 = 1355.8 kcal
必要エネルギー量は（式2）
　　1355.8 × 1.2（活動係数）× 1.2（ストレス係数）≒ 1,952 kcal

必要エネルギー量は　1,952 kcal　となる．

＊Harris-Benedict の式を病棟などのパソコンに入れておくと，毎回複雑な計算をすることなく便利である．

【必要蛋白質量】

　必要エネルギー量は，健康な成人では，0.8〜1.0g/kgが適当とされているが，必要蛋白質量も必要エネルギー量同様，個々の健康状態，疾病など身体ストレスの度合いや消耗の程度により変化する．そのため，ストレス度を加味して求める（**式3**）．
　ストレス度の評価としては，血清アルブミン値を指標として使われることが多い（**表3**）．

●式3

必要蛋白質量（g）＝ ストレス度別必要蛋白質量（g/kg）× 体重（kg）

表3　アルブミン値からみたストレス度別必要蛋白質量

ストレス度	アルブミン値（g/dℓ）	ストレス度別必要蛋白質量（g/dℓ）
正常	3.5以上	0.8
軽度の消耗	2.8〜3.5	0.8〜1.0
中等度の消耗	2.1〜2.7	1.0〜1.5
重度の消耗	2.1未満	1.5〜2.0

■ 文献
1）中村丁次：栄養アセスメントの意義．医科学出版社，2001．

索　引

あ行

アイスマッサージ棒	38, 61, 110
アカラジア	8, 10
亜急性期	13
アクシデント	14
味（覚）	5
アセスメント	12
1日3回の食事	74
息こらえ嚥下	52
──の基礎訓練	43
意識障害	3
──の評価	3
意識レベル	20, 23
胃食道逆流	7, 8, 15
胃チューブ	59
一側嚥下	51
インシデント	14
咽頭	2
──残留の除去法	34
──への送り込み	3, 5
──への送り込み障害	5
咽頭異常感	26
咽頭感覚	35
咽頭期	3, 5, 16
咽頭食道接合部	7
咽頭通過	3, 5
咽頭二重造影	30
う蝕	108
栄養士	74
栄養の指標	20
嚥下障害グレード	14, 75
嚥下困難感	26
嚥下障害のハイリスク患者	72
──パンフレット	40
──を疑う主な症状	26
嚥下性の無呼吸	6
嚥下センター	77
嚥下専門外来	77
嚥下造影	34
嚥下体操	39, 69
嚥下チーム	76
嚥下内視鏡検査	34
嚥下に関与する神経	8
嚥下の意識化	52
嚥下の第Ⅰ相	5
嚥下反射	3, 5, 7
嚥下反射促通手技	44
奥舌へ入れる	5
押し運動	41
押しつぶし咀嚼	4

か行

開口保持困難	113
改訂水飲みテスト	28
ガイドワイヤー	59, 61
解剖	2
学習障害	21
覚醒レベル	16, 69
下食道括約筋	7
カテキン茶	110, 125
カニューレ	17, 22
──の管理	73
加齢	7, 19
簡易懸濁法	73
間欠的口腔食道経管栄養	61
カンジダ	106, 109
間接訓練	38
カンファレンス	75, 102
顔面神経	8
顔面神経麻痺	20
寒冷刺激器	46
記憶障害	21
気管切開	17, 29
──術	80
気管内吸引	66
気管内誤嚥物の除去	64
器質的狭窄	7
気道食道分離術	80
義歯	109
逆流性食道炎	8
吸引	64
吸引圧	68
吸引チューブ	64
──の選定	65, 67
吸引瓶	22, 67
吸気	7

ラッパスイセン　photo by Fujishima

急性期	13	——を減らす方法	34	準備期	3, 16
口の中で嚥下食をつくる	4	呼気	7	障害の悪循環	18
口への取り込み	3	呼吸器合併症	72	症状	26
——障害	4	呼吸と発声	2	上食道括約筋	7
グレード	14, 75	コミュニケーション	20, 79	情報を共有	74
経管栄養	59	ゴール	75	情報収集の方法	16
経口腔吸引	67			食後の観察	25
経皮的動脈血酸素モニター	29	**さ行**		食事介助	58
経鼻胃経管栄養	59			食事時間の延長	26
経鼻腔吸引	67	在宅	78, 87	食事摂取量が不足	4
頸部聴診	23, 29	作業療法士	74	食事中の観察	24
血圧	19, 66	三叉神経	9	——の疲労	26
言語機能	20	酸素投与	17	食事内容の変化	26
検査	20	3-3-9度方式	3	食事前の観察	22
——が不要な嚥下障害	32	歯牙	107	食道	2, 7
構音障害	20	自覚症状	72	——通過	3, 7
口蓋	106	歯石	107	——通過障害	7
口角炎	104	下顎押し下げ法	113	——入口部	6
口腔	2	舌の機能	17	食道括約筋	6
口腔乾燥	115	舌ブラシ	105, 110, 125	食道期	3, 7, 16
口腔期	3, 5, 16	失行	21	食道痙攣	62
口腔ケア	69, 104, 110	質問紙	26	食道の蛇行	7
——の目的	104	疾患	15	食物残留感	26
口腔内の汚れ	26	歯肉（炎）	108	食物テスト	28
交互嚥下	49	終末期	14	食塊	4
高次脳機能	20, 23	重力を利用	5	——形成	3, 4
甲状軟骨	5, 44, 45	主訴	14	食欲低下	26
口唇	104, 111			神経の働き	8
喉頭挙上術	80			診断的VF	34
喉頭摘出術	80			心電図モニター	66
口内炎	108			水分と栄養	74
高齢者の繰り返す肺炎	15			スクイージング	73
声	26			スクリーニング	26
——の変化	20			スクリーニングテスト	26
誤嚥	5, 6			スライス型食塊	56, 57
——のリスク	74			スライス法	56
——防止	7			すりつぶし咀嚼	4

ガクアジサイ　photo by Fujishima

声門	7
声門閉鎖術	80
聖隷三方原病院における嚥下チーム	77
咳	26
舌咽神経	8
舌下神経	8
摂食・嚥下訓練の流れ	78
摂食・嚥下の流れ	3
摂食・嚥下能力の評価	14
摂食介助	75
摂食時の観察	22
――の姿勢	55
摂食場面の観察	29
舌苔	105
先行期	16
全身状態の観察	18
――の管理	74
蠕動期	3, 7
咀嚼	3, 4
咀嚼・食塊形成の障害	4
その場で施行するリハビリテーション手技	31

た行

体重	16
第2狭窄部	7
唾液	20
――の処理	98
脱水	18
――症状	72
――の危険因子	19
――の原因	4
食べ方の変化	26
食べにくい食品	15
食べ物の認知	3
食べる意欲	80
食べる前の準備体操	40
痰の性状	26
痰の付着	106
痰の量	22, 26
窒息	15
窒息時の対応	73
痴呆	21, 23, 113
チームアプローチ	74, 99
――成功の鍵	79
着色水テスト	29, 30
注意障害	21
注意・集中力低下	20
注入速度	60
チューブ	17
直接訓練	48
治療的VF	34
頭部挙上訓練	42
動脈血酸素飽和度	66

な行

認知期	3, 16
認知障害	3
脳	8
脳血管障害	7, 10, 15
脳卒中の既往	27
のどのアイスマッサージ	38, 69
のど仏	5, 23, 45
飲み込みやすい形	4

は行

肺炎	8
肺炎の既往	27
バイタルサイン	19
バイトブロック	114
ハイムリッヒ法	73
廃用症候群	18
――の分類	18
肺理学療法	66, 74
発熱	19, 23
――に伴う不感蒸泄量	19
歯の機能	17
ハフィング	73
バリウム排泄試験	30
パルスオキシメータ	58, 67
バルーン法	96
半側空間無視	20
パンフレット	40, 127
反復唾液嚥下テスト	28, 30
鼻咽腔閉鎖不全	23, 47
鼻腔	2
――に逆流	6
1口量	57
皮膚のアイスマッサージ	46
病状の変化	12
病歴調査	14
びらん	106
頻脈	19
ファイバースコープ	35
複数回嚥下	50
浮腫	19
フードテスト	28, 30
ブローイング訓練	47

ガクアジサイ　photo by Fujishima

方針	75
訪問看護	88
補助栄養	59
——の指示	74

ま行

毎日の摂食	69
丸のみ	5, 56
慢性期	14
水飲みテスト	28, 30
むせ	16, 26
むりやり食べさせられる	3
迷走神経	8
メンデルゾーン手技	45
モニター	66
問診	26

や行

薬剤	13, 16, 27
薬物療法	16
やせ	18
山型食塊	57
抑制	17
横向き嚥下	48

ら行

理学療法士	74
リスク管理	22, 66, 72, 75
リーダー	75
リハビリテーションの限界	80
流涎	20
硫酸バリウム	34
輪状咽頭嚥下障害	6
輪状咽頭筋	7
——切除術	80
輪状咽頭部	6

欧文

ADL自立度	75
blue dye test	29
BMI	16, 63
Glasgow Coma Scale（GCS）	16, 20
head raising ex.	42
Japan Coma Scale（JCS）	17, 20, 69
K-point刺激（法）	54, 90, 113
K-pointの位置	54
MWST	28
OE法	61, 77
OT	74
PT	74
pushing ex.	41
RSST	28
ST	74
VE	35
VF	34

チューリップ　photo by Fujishima

附属動画 DVD-VIDEO について

・本書の付属 DVD は DVD-VIDEO です．再生には DVD-VIDEO 対応の機器をご使用ください．DVD-VIDEO に対応したパソコンでもソフトウェア環境などにより，まれに再生できない場合がございますが，弊社での動作保証は致しかねますので，あらかじめご了承ください．
・この DVD に収録された動画の著作権は各著者が保有しています．また，これらの動画の複製権は小社が保有しています．本 DVD の無断複製を禁じます．
・本 DVD の図書館での利用は館内閲覧にかぎるものとします．
・この DVD は日本以外の国で再生できません．
・この DVD をパソコンで再生される場合，以下の環境を推奨します．

● Windows
DVD-Video プレーヤーソフトがインストールされた DVD-ROM ドライブ付 PC
OS：Microsoft Windows XP
CPU：Pentium III 700MHz 以上
メモリ：256MB 以上

● Macintosh
Apple DVD Player のインストールされた DVD-ROM ドライブ付 iMac 以上
OS：Mac OS 9.2〜10.3
CPU：PowerPC G4 以上
メモリ：128MB 以上

Microsoft，Windows は米国 Microsoft Corporation の米国及びその他の国における登録商標です．
Macintosh，Mac OS は米国 Apple Computer, Inc の米国及びその他の国における登録商標です．

中山書店の出版物に関する情報は，小社サポートページを御覧ください．
http://www.nakayamashoten.co.jp/bookss/define/support/support.html

【館外貸出不可】
本書に付属のDVD-VIDEOは，図書館およびそれに準ずる施設において，館外へ貸し出すことはできません．

動画でわかる　摂食・嚥下リハビリテーション

2004年 9月10日	初版第1刷発行	
2004年11月30日	第2刷発行	
2005年 1月25日	第3刷発行	
2005年 7月 1日	第4刷発行	
2006年 2月15日	第5刷発行	
2006年 9月25日	第6刷発行	
2007年 4月20日	第7刷発行	
2007年 5月25日	第8刷発行	
2008年 3月31日	第9刷発行	
2008年 4月30日	第10刷発行	
2008年 9月10日	第11刷発行	
2008年10月10日	第12刷発行	
2010年 4月15日	第13刷発行	
2012年 3月31日	第14刷発行	
2012年 8月20日	第15刷発行	
2014年 4月30日	第16刷発行	

監　修……………藤島一郎，柴本　勇
発行者……………平田　直
発行所……………株式会社　中山書店
　　　　　　　　〒113-8666　東京都文京区白山1-25-14
　　　　　　　　TEL 03-3813-1100（代表）
　　　　　　　　振替 00130-5-196565
　　　　　　　　http://www.nakayamashoten.co.jp
DTP・印刷………株式会社　トライ

© 2004　Nakayama Shoten Co.,Ltd. Printed in Japan
ISBN 978-4-521-01801-0

・本書の複製権・上映権・譲渡権・公衆送信権（送信可能化権を含む）は株式会社中山書店が保有します．

・JCOPY〈（社）出版者著作権管理機構 委託出版物〉
本書の無断複写は著作権法上での例外を除き禁じられています．複写される場合は，そのつど事前に，（社）出版者著作権管理機構（電話 03-3513-6969，FAX 03-3513-6979，e-mail：info@jcopy.or.jp）の許諾を得てください．

・本書をスキャン・デジタルデータ化するなどの複製を無許諾で行う行為は，著作権法上での限られた例外（「私的使用のための複製」など）を除き著作権法違反となります．なお，大学・病院・企業などにおいて，内部的に業務上使用する目的で上記の行為を行うことは，私的使用には該当せず違法です．また私的使用のためであっても，代行業者等の第三者に依頼して使用する本人以外の者が上記の行為を行うことは違法です．